JN033612

暮らしを診る
こころの訪問診療

青木 藍
aoki ai

日本評論社

精神科訪問診療の未来に向けて
推薦のことば

窪田　彰

訪問診療の現状

　本書は，精神科訪問診療を長年実践してきた青木藍先生が，その経験を雑誌『こころの科学』に12回にわたり連載した論考をもとにまとめられた１冊である。

　精神科訪問診療とは，日本においては「自身での通院が困難な者」や「精神症状により単独での通院が困難な者」に対して，精神科の医師等が，当該患者又はその家族の同意を得て，計画的な医学管理の下に，定期的な訪問を行うものとされている。欧米においては，統合失調症や重いうつ病，双極性感情障害の患者については，人口約10万人に１ヵ所ある公的な「地域精神保健センター」が精神科地域ケアを担当している。そこでは，センターへの通院よりは訪問診療等のアウトリーチ（訪問型）支援が多く行われており，日本のように「自身での通院が困難な者」という制限はない。欧米の地域精神保健センターは，その対象を支援の必要性が高い精神障害者に限っており，軽いうつ病等はGP（家庭医）が診ている。一方，日本では，責任担当地域（キャッチメントエリア）をもつ地域精神保健センターはまだない。一般の精神科診療所の対象患者に制限はなく，うつ病や不眠症等の患者が多く，統合失調症の患者は10％程度のところが多い。そのような状

況では，外来患者のすべてに訪問診療を行うわけにはいかない。日本では，訪問診療の1件あたりの医療費は，精神科外来医療費の約6倍にあたる。このために，厚生労働省は制度の乱用がないよう対象を限定しているのが実情である。

　1970年代までは，精神科病院が強制入院の手段として往診を使っていた。閉鎖的な精神科病院に対する批判が往診への批判にもつながり，20年以上にわたり，精神科医療におけるアウトリーチ支援は冬の時代を過ごした。かつては，生活保護の患者のもとに訪問看護に行っても，福祉事務所のケースワーカーから「訪問の必要があるのですか？」と否定的に言われることもあった。これが大きく変わったのは，2000年の介護保険制度の登場以後である。高齢者を中心に訪問診療や訪問看護が広まるとともに，精神科でもアウトリーチ支援が行いやすくなった。

当院での訪問診療のはじまり

　1986年のクボタクリニック開院当初から，筆者は必要に応じて，往診というかたちでアウトリーチ支援を行っていた。しかし，当時は外来診療が中心で，アウトリーチ支援は往診にせよ訪問看護にせよ補足的な位置づけであった。診療報酬も不十分な時期であり，当時の医師の往診料は訪問看護ステーションからの訪問看護料とほぼ同額であったため，医師は外来診療に専念し，看護師が訪問看護を行うのが一般的だった。

　ところが2008年の診療報酬改定により「在宅療養支援診療所（在宅時医学総合管理料）」という訪問診療の枠が生まれ，医師による在宅ケアが正当に評価されるようになってきた。そこで，当院でもこの条件を満たすために，①24時間電話対応，②計画的な訪問診療と訪問看護の実践，③緊急時の入院施設との連携，④緊急時対応が可能な体制

の整備を行い，2009年より訪問診療を開始した。当初は，院長である筆者が一人で車を運転して，糖尿病性網膜症のために視力が落ちて外来に来られなくなっていた患者さんの自宅を訪問した。定期的に木曜日の午前中を空けて訪問診療日とした。外来には他にも，高齢のため本人が外来に通うことが困難になり，家族が代わりに来ようとするケースが出始めていた。そのような場合は，本人が受診しないまま処方箋を出すわけにはいかないことを説明して，訪問診療に切り替えることとした。また，自宅にひきこもって受診しようとしない統合失調症の患者宅を数ヵ月間訪問し，そのうちに本人が外来に通うようになって，本書に登場するような事例も出てきた。

訪問診療への取り組み

このようにして，訪問診療の対象が徐々に広がるとともに，勤務医にも訪問診療をお願いすることになった。その際には，会計等のことも含めて，医師一人に車を渡して行ってもらうわけにはいかず，運転ができる精神保健福祉士や看護師等の職員が「訪問診療コーディネーター」として補佐役兼運転手を務め，医師とペアで回ってもらう「錦糸町式訪問診療モデル」を作った。訪問診療コーディネーターが事前にその日の訪問患者のカルテを用意して，順番を決めて患者宅に電話をし，おおよその訪問時間を決めておくことで，スムーズな実施が可能になった。

青木藍先生は，当初は訪問診療に戸惑っていたようだが，徐々に興味を深めて熱心に取り組むようになり，職員からもその人柄を慕われている。その後，当院にはさらに数人の訪問診療担当医師が生まれ，現在では墨田区チーム・葛飾区チーム・江東区チーム・江戸川区チームと，地域ごとのチーム編成が可能になった。錦糸町式訪問診療モデルができてからは，半日外来・半日訪問というかたちで勤務してくれ

る医師が増えた。そうはいっても，自身での通院が困難な患者に限ると，対象者は全体でも50人に満たない。当院では3〜4室の診察室で外来診療をしており，40％程度の統合失調症患者を含む約2000人の通院者全体からすればわずかな数にすぎない。それでも，徐々にアウトリーチ支援のニーズは高まっていると認識している。一方で訪問看護は「自身での通院が困難な者」のような対象患者の制限はなく，支援のニーズに応じて計画的に行うために，1ヵ月間に500件以上の訪問数がある。

訪問診療の今後

当院は，地域で生活する当事者を支援し，入院中心の精神科医療を地域生活中心に変えていくために，外来診療に加え精神科デイケア・ナイトケア，訪問看護，訪問診療，障害福祉サービス事業等の運営によって地域包括ケアを実践する「多機能型精神科診療所」を名乗ってきた。

現在，精神科における訪問診療がいよいよ社会的に求められる時代になっている。しかし日本ではいまだ広く活用されているとは言いがたいのが実情である。そのようななか，先駆的に訪問診療を実践してきた青木藍先生の10年目になる実体験が1冊の本としてまとめられたことは，大変に喜ばしいことである。とても読みやすく，実践的で，青木先生の適切な判断と，こころのこもった臨床を知ることができる。

本書を多くの支援者にお読みいただき，日本の精神科訪問診療がさらに発展していくことを願っている。

（くぼた・あきら／錦糸町クボタクリニック）

目　次

本文イラスト：青木　藍

本書を読まれる前に───

　本書は精神科訪問診療の実際を，症例を通じて紹介するものです。

　「第Ⅰ部　訪問診療の基本」は総論で，訪問診療をどのような手順や心構えで行っているかを記しています。

　「第Ⅱ部　支援の現場から」は各論で，いくつかのテーマに分けて多様なニーズのある22の症例を紹介しています。症例は，個人情報に配慮し，大幅な改変を加えてありますが，支援の実際や試行錯誤をできるだけ具体的に紹介しています。

　また，ところどころに次のような項目が挿入されています。

　「エピソード」は支援において筆者のこころに残った出来事など，「メモ」は筆者が気づいた注意しておきたい事柄などを記しています。

　「訪問診療コーディネーターのポイント」は支援に共にかかわった溝次さおりさん（錦糸町クボタクリニック・精神保健福祉士）から，「訪問看護師のポイント」は森栄次さん（錦糸町訪問看護ステーション・看護師）から，筆者が聞き取り記載したものです。医師である筆者とは異なる視点やアプローチ，そしてチームによる重層的なアプローチを感じていただければと思います。

　精神科地域支援は，多職種の支援者が連携・協力して行うものであり，精神科訪問診療はその一翼を担っています。本書が精神科地域支援に携わるみなさまの参考になることをこころより祈っています。

第Ⅰ部

訪問診療の基本

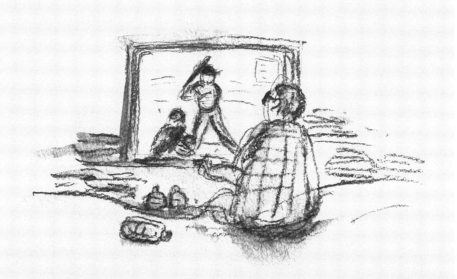

第1章

精神科訪問診療とは

　筆者は2013年から現在まで，東京都墨田区にある錦糸町クボタクリニックを拠点として精神科の訪問診療を行っている。クリニックは，当事者が「街の中で，自尊心を持って暮らすこと」「再発しない生活を維持すること」「どんな場面でも，自立の可能性を探ること」「生きて良かったと思える人生を，お互いに」を目指して，デイケアやアウトリーチなどのさまざまなサービスを提供する多機能型精神科診療所である（窪田 2004, 2016）。訪問診療は「訪問診療コーディネーター」（後述）と2人チームで担当しており，軽自動車で回る。一日に十数件の家を訪問する。

　訪問診療は数ヵ月で終わることもあれば，9年来継続している症例もある。多くは，慢性の精神疾患があるものの，何らかの事情で通院ができないケースである。区の福祉がかかわっているが受診につなげることができない場合に訪問診療を依頼されることもある。

　筆者の訪問診療の主な目的は，急性期の危機介入ではなく，慢性の精神疾患をもち，治療継続が困難な人を支援することである。訪問診療は患者さんの生活のなかに入ることであり，侵襲的になることがあ

るため，独特の配慮を要する。しかし外来では見えない患者さんの生活を直接見ながら，重い障害を抱える患者さんの地域での暮らしを支援することができ，大きなやりがいを感じている。

訪問診療とはどんなものか

　訪問診療とはどんなものかをイメージしていただくために，まず症例を1つ，簡単に紹介したい。

　　統合失調症をもつ50代の男性は，高齢で少し認知機能が低下した母親と2人で生活している。幻覚妄想が慢性的に続いているが，服薬は不規則で，調子が悪くなると妄想の世界に入ってしまい，通院もできなくなる。妄想の増悪で過去に何回か精神科入院をしている。直近では2年前に半年ほど入院し，妄想は小康状態となったが，食事や入浴，着替えなどには支援が必要となった。そこで，相談支援専門員（障害者総合支援法に基づくサービスを利用する際のケアマネジャーに相当する人）が考え得るすべての在宅支援サービスを導入し，なんとか退院にこぎつけた。その際，通院が途切れるとまたすぐ再燃してしまうからと，訪問診療も開始することになった。
　　男性は，「私は麻薬中毒者にされてしまった。アパートの隣人が私を追い出そうとしている」といった妄想が慢性的にあり，妄想に支配されてコミュニケーションが困難になったり，身の回りの最低限のこともできなくなったりする。加えて，母親は，息子の治療を拒絶したり逆に過剰な支援を求めたりと，支援への理解が不十分で，支援者をたびたび混乱させてくる。母親はすでに高齢で，いずれ息子の世話ができなくなることも考えられ，その場合の支援体制の準備も差し迫った課題であった。
　　そのような課題があり，この男性への訪問診療は，なかなか骨の折れ

ることだった。しかし，しばらく訪問を続けるうちに，この男性が，調子がよいときには，近くの喫茶店にコーヒーを飲みにいったり，近隣の知人を訪ねて出かけたりするような自然な活動もしていることがわかった。また，母親が亡くなったらどのように生活していけばよいのかという現実的な不安で苦しんでいることもわかった。筆者は，この男性がどうすれば本人なりの楽しみがある生活を送れるか，そのためにどんな支援ができるだろうかと考えるようになった。

　この男性に対する月2回の訪問診療では，治療の継続支援という基本の役割に加え，いくつかの役割を意識している。男性自身が治療に対して主体的になるよう支援すること，生活の質がよくなるよう支援のあり方を検討すること，治療への理解をもってもらえるよう母親を支援すること，他の在宅支援と連携しながら地域のネットワークのなかで支援を行うこと，長期的な支援のあり方を検討すること，などである。

　さまざまな患者さんに訪問診療を行ってきたが，この例のように，その役割は治療の継続を支援することだけではないと実感している。本書では，そのような訪問診療の実際を紹介していきたい。

精神科訪問診療の現在

　訪問診療とは，少なくとも1980年代頃までは，精神症状が重たく入院を要する患者さんのもとに医師が精神科病院から往診し，入院の説得を行うというものであった。精神科地域医療の先駆者である浜田晋は，こういった往診について記述している（浜田 1983, 1991）。浜田自身が地域の通院困難な患者さん（そのほとんどは未治療）のもとに往診した例も記述されているが，それは現在のような，重度の障害がある患者さんを定期的に訪問するという診療スタイルではなかった。

　その後，本人の治療への同意という観点から，入院の説得を目的とした往診は非常に少なくなった。現在筆者が従事している在宅療養を支援する定期的な訪問診療は，2000年代以降，精神科の治療や支援の場が病院から地域へと移行する流れのなかで起こってきたものである（くわしくは窪田 2016を参照）。近年は，精神疾患を抱える人の長期入院をできるだけ減らし，地域での生活を支えていくというケアモデルが広まっている。それによって，かつてであれば入院を余儀なくされたような重たい障害を抱える患者さんであっても，訪問サービスを利用しながら地域で生活を継続できるケースが増えてきた。同時に，精神疾患を抱える患者さんが地域で生活を続け，高齢になって介護を要することも増えてきた。

　こういったニーズの高まりに応じて，精神科クリニックや精神科病院，精神保健福祉センターなどが訪問診療を行うようになってきている。訪問診療は訪問看護とともに，精神疾患を抱える人の地域生活を支える重要な手段となっているのが現状である。

患者さんの自宅を訪問することの侵襲性

　患者さんの自宅を訪問するということは，潜在的にとても侵襲的である。自宅は，患者さんの最もプライベートな空間である。自宅に人を招くのは誰でも緊張するし，自分をさらけ出すようで恥ずかしい気持ちがするものだ。ましてや障害が重たい患者さんは，身の回りのことが十分にできておらず，自宅の様子を見られることに抵抗がある場合も少なくないと思われる。医師など医療従事者が訪問することで，「できていないことを責められる」「調子が悪いと思われる」と抵抗感を抱くこともあるだろう。「入院しろと言われたらどうしよう」と不安になることもあるかもしれない。訪問の侵襲性をなくすことはでき

ないが，患者さんが訪問に対してネガティブな気持ちをもっていることを常に頭に置いて丁寧に対応することで，大きな傷つきを避けることができるのではないだろうか。「人が援助を受けるときに抱くこころの痛み」（村瀬 2015）を想像してかかわることが大切である。

　診察室が医師にとってのホームグラウンドだとすれば，訪問診療は患者さんのホームグラウンドに入ることである。その際に，患者さんの生活の基盤となっている考え方や価値観は支援者のそれとは異なることに注意が必要だ。たとえば，家が不潔な場合や，ものが溜め込まれていて危険に見える場合，支援者は片づけてきれいにすることを考えやすいが，こだわりのある患者さんにとっては，触れてはならない宝の山であるかもしれない。「価値ということに自覚的になる支援」（笠井 2021）をいつも心がけなければ，訪問は侵襲的，外傷的となるであろう。それは，訪問やアウトリーチによる支援が，家や地域の病院化（高木 2021）にならないよう配慮するということでもある。

〈エピソード〉ゴミの山か宝の山か

　生活保護ケースワーカーの依頼で，半路上生活の高齢女性の自宅を訪問した。もともと生活はほぼ破綻しており，慢性的に妄想のある人だが，このところ元気がないので心配だということであった。

　訪問してみると，家のなかは足の踏み場もなく，万年床の周囲には，地層のように複雑に空き缶やペットボトルなどが積み上げられていた。明らかにゴミの山で非常に不潔だったが，よく見ると，それらの山の上に点々と汚れた人形やぬいぐるみが置かれている。それらはすべて万年床のほうを向くように置かれていた。布団に横になると，ぬいぐるみや人形に囲まれているように見えるのだろう。また，髪留めなどのキラキラしたもので飾りつけてあるようであった。これらはその女性が，（おそらく路上から）コツコツ集めた宝物だったのである。

下町の精神医療

　筆者が訪問診療を始めるとき，錦糸町クボタクリニックの窪田彰院長から，「下町とはどのような場所のことか知っているか」と尋ねられた。そのとき筆者は，クリニックで外来診療を行っていたものの，担当患者さんの多くが生活する周辺地域に出かけていったことはなく，下町の特性についてあまり理解していなかった。漠然と，何世代も前から東京に住んでいる人が多い，昔ながらの文化が残っている地域，というイメージをもっていたように思う。そうした筆者のイメージとは裏腹に，窪田の答えは，「下町とは，職住が一致している世帯が中心となっている地域」というものだった。それはすなわち，住む人の家庭生活と仕事の両方が見える地域ということである。そしてその下町で，患者さんがどのように暮らしているのかをよく見て支援するようにとアドバイスをしてくれた。

　前述の浜田（1991）は，下町について次のように述べている。「東京下町の古い（必ずしも保守的とは言えない）人々の暮しがある。江戸時代からずっと続いてきた裏町・長屋・路地・そして人情である。そこは職住未分離。家は概ね木造2階建で，階下が仕事場，人は2階に住み，3世代が暮している。そして『義理と人情とやせがまん』で特徴づけられる落語に出てくるような人物がいまだに生き残っている。そこに昭和30年頃から急激な社会変動が始まった。木造2階建の長屋がたちまち数階の新しい鉄筋ビルに建てかわる。ビルラッシュである」。

　このような社会変動によって，純粋な下町は少なくなり，モザイク状になってきているものの，筆者の活動エリアである墨田区や江東区には依然として下町としか言いようのない地域が残っている。患者さんのなかには，1階が工場で2階が住まいといった町工場の家庭の人が何人もいる。このような下町エリアは概して鉄道駅や地下鉄駅から

遠く，精神科クリニックも少ないため，そもそも医療機関にアクセスできなかったり通院が困難になったりすることも多く，患者さんは地域で孤立してしまいやすい。

　しかし，訪問診療を行ううちに，この地域では，他の近代的な東京とはまったく異なり，重たい精神疾患を抱えた人たちが地域とのかかわりを保ちながら生活している例が多くあることに気づいた。下町には，さまざまな人が生活するおおらかさがあり，人を支える特有の力がある（永田・水嶋 1978）。そして，それを活かした地域精神医療の可能性を感じている。

　このような下町を舞台に，窪田は1986年のクボタクリニック開設以後，多機能型精神科診療所の「錦糸町モデル」を作っていった。それは「精神保健・医療・福祉等の小さな関連施設が1つの街にいくつも散らばって存在し，当事者はそれらを自分の生活スタイルに合わせて必要に応じて選択し，インフォーマルな仲間の力も利用して自由に堂々と街で暮らせることを目指した街づくりである。このような形を取ることで，自然と街に溶け込み，街を自分たちの街にしていく試み」（窪田 2016）であった。

第2章

訪問診療の始め方

　この章では，訪問診療を開始する際の基本的な流れと注意事項について紹介したい。

訪問前の準備

　錦糸町クボタクリニック（以下，当院）では，精神科医と精神保健福祉士，心理士，看護師などのクリニック職員（以下，訪問診療コーディネーター）が2人1組となって訪問診療を行っている。

　訪問診療を導入するのは，外来に以前から通院していたケースが多いが，他院や福祉事務所からの依頼によって開始するケースもある。

　いずれの場合にも，訪問前の準備は非常に重要だ。筆者は情報収集，なぜ訪問診療が必要なのかのニーズ把握，本人・家族の同意取得，初回訪問の同席者の選定，今後の方向性の検討，初回訪問時の確認事項のリストアップを必ず行っている。

表1　必ず確認するべき支援者

精神科主治医：主治医は誰か
内科など身体科主治医：他にかかっている医療機関はないか
生活保護ケースワーカー：生活保護を受給していないか
地区担当保健師：保健師はかかわっていないか
ケアマネジャー・相談支援専門員：介護サービス，障害福祉サービスは受けていないか
訪問看護師：訪問看護は受けていないか
訪問介護員（ホームヘルパー）：訪問介護は受けていないか

（1）情報収集

　診断と治療経過，身体合併症，独居か家族と同居かなどの生活環境，生活保護受給の有無，自立支援医療制度の利用の有無，訪問看護など在宅支援の利用状況，高齢者では要介護認定と介護サービスの利用状況等を確認する。同時に，関係している支援者のリストアップも行う。高齢者ではすでに身体疾患に対して内科訪問診療が導入されていることも多い。この場合には現状，複数の医療機関からの訪問診療は導入できないので，必ず確認が必要である（表1）。

　これらの背景情報を整理したうえで，実際に訪問診療のニーズがありそうなのかを確認する。訪問診療の適応があると考えられる場合には，本人・家族との接触に移る。当院ではこれらの基本的な確認は訪問診療コーディネーターが行っている。

（2）本人・家族の同意取得

　支援者から見ると，外来通院の負担がかなり大きくなっていたり，通院途中での転倒などの危険が大きくなっていたり，あるいは通院そ

のものが不安定になっていたりと，訪問診療への移行が適当と考えられるケースは多くある。しかし，訪問診療が必要だとは思わない，家に来られるのは抵抗がある，主治医を変えたくないなど，さまざまな理由で，本人や家族は訪問診療を希望していないという場合もある。

　訪問診療には本人・家族の同意が欠かせない。本人・家族が訪問診療に納得し，希望しているかは，開始前に必ず確認が必要だ。訪問診療の依頼者（医療機関や他の支援者）に確認したのち，電話での本人・家族との打ち合わせの際にも確かめる。そして，初回訪問時に改めて同意を取得する。

　本人の同意が明確でない場合には，同意がはっきりしてくるまで待つという判断をすることもある。

●訪問診療コーディネーターのポイント
・まずは訪問診療が必要だと考えている関係者から情報収集をする。
・患者さんの人物像についても情報収集し，訪問診療についての説明の仕方をシミュレーションしてから連絡する。初めに拒絶されないよう慎重に行う。
・本人への電話連絡の際は，すべての情報収集をしようと考えず，重要な点に絞る。また，困ったことを相談されたら「訪問の際によく相談しましょう」と訪問につなぐ。
・「訪問時は何か準備が必要ですか？　お茶は必要ですか？」と聞かれることもある。特別な準備は不要である旨を説明する。
・「診察を受けるのは玄関先でもいいですか？」と聞かれることもある。とくに準備は必要ないが，座って話ができると望ましいことを伝える。

〈エピソード〉納得が得られるまで待つ

　妄想性障害の高齢女性は，腰痛を理由に通院が途切れがちであった。外来主治医から，そろそろ訪問診療に移行を，との依頼があった。しかし，外来でのミニカウンセリング（医師の診察前に保険診療内で行っている短時間のカウンセリング）担当者から情報収集をしたところ，「先生はああ言うけど，家に来られるのはどうにも気が乗らないのよ」と，本人は訪問診療に納得していない様子であることがわかった。外来通院も不規則ではあるができており，近くに住んでいる息子も治療に協力的であることから，本人がしっかりと訪問診療に納得するまで待つ方針とした。

〈エピソード〉他の医療機関に治療を集約する

　認知症の高齢女性はうつ病の既往があり，長年外来に通院していたが，ADL（日常生活動作）が低下し通院が難しくなったため，訪問診療を始めることになった。しかし訪問してみると，脳梗塞のフォローアップで，近所の総合病院の神経内科に自力で通院していることがわかった。さらに睡眠薬や抗不安薬が当院と神経内科の2ヵ所から出ていることが判明した。これらについては1つの医療機関が診療するほうがよいことを説明したところ，「神経内科に通うのをやめるのは，また脳卒中をしても怖いから……」と，神経内科通院の継続を希望された。神経内科主治医に診療情報提供を行ったところ，神経内科で一括して診療してもらえるとのことだったため，結局，訪問診療は開始しなかった。

（3）初回訪問の同席者の選定

　本人の生活状況をよりよく理解し，訪問診療を含めた支援の枠組みを作るうえでは，初回訪問の際に家族や重要な支援者に同席してもらうと効果的である。同居の家族や近隣に住む家族がいる場合は，原則，初回訪問時の同席を依頼する。本人の抱える問題が常に本人から適切に語られるとは限らないため，家族や支援者の視点も交えてより多角的に情報を得ることは重要である。

　また，訪問診療を開始する患者さんでは，支援がうまく受け入れられなかったり，反対に支援が多くなりすぎて支援計画が混乱したりすることが起こりやすい。初回訪問に家族や支援者が同席することで，「今後はこういう方針でやっていきますよ」という支援の枠組みを説明しやすく，以後も一貫した対応がとりやすくなる。また，一度顔合わせをしておくことで，その後の連携へのハードルも下がる。

　経験上は，支援の枠組みを作るという目的では生活保護ケースワーカー，ケアマネジャーなどに同席してもらうことが多い。直接かかわる頻度が高く，本人のことをよく理解している身近な支援者という意味では訪問看護師に同席を依頼することも少なくないが，これは初回ではなく，しばらくしてからのことが多いように思う。

　また，相反するようであるが，人数が多くなりすぎて「自宅でのケア会議」になってしまわないよう，本当に重要な支援者に同席してもらうように注意する。

●訪問診療コーディネーターのポイント
・初回は無理でも，キーパーソンとは直接顔合わせするのがよい。本人・家族の同意を得たうえで，診察時に同席してもらえると理想的。

（4）今後の方向性の検討

訪問診療の準備段階で，どのような患者さんかをイメージし，その後の支援の流れを検討しておくことは非常に重要である。薬物療法は継続でよいのか，見直しが必要そうか，在宅支援は現状維持でよいのか，強化が必要か，枠組みの変更は必要ないかなどを，できる範囲で考えておく。

（5）初回訪問時の確認事項のリストアップ

ここまでの準備が終わったら，初回訪問時の確認事項をリストアップする。説明のうえ同意を得ておきたい事柄についても，簡単にメモしておくことが望ましい。初回訪問時にしか改まって説明しにくいこと，同意を得にくいことは意外と多く，事前にリストアップしておかないと，診察時にタイミングを逸してしまいやすい。

初回訪問

初回訪問は，以後の流れを作るうえでとても重要である。あとで軌道修正を余儀なくされることはあるが，なるべく初回でよい流れに持ち込みたい。

筆者は，初回訪問は40分くらいを目安にしている。40分ほどあればある程度具体的に生活状況が把握できる。それ以上になると，患者さんの負担が大きくなる。

（1）挨拶，訪問診療についての簡単な説明

室内に上がる前には，必ず本人・家族の了解を得る。「上がらせていただいてよろしいですか，入ってよろしいですか」と確認する。入る前に一呼吸つき，できれば本人・家族の促しに応じて入るのがよい。

　筆者の場合は，「錦糸町クボタクリニックで訪問診療を担当している青木と言います。○○さんのことは外来の△△先生からお聞きしてきました（または，お手紙をいただきました）。よろしくお願いします」と挨拶することが多い。外来主治医から情報を引き継いできていることを説明することで，できるだけ安心してもらう。訪問診療については，「身体やこころの問題でどうしても通院ができない状況の方に，ご自宅にうかがって診察をしています」と簡単に説明をする。

　この際，患者さんと視線を合わせるよう意識する。座る場所がない，椅子がないことも多いが，立ったまま患者さんを見下ろして話すことがないように配慮する。治療や支援を提供する側とされる側は，できるだけ対等な関係でありたい。患者さんは，自分に向き合う治療者・支援者の姿勢を敏感に感じとっている。それに加えて，患者さんは年齢的に筆者より上であることが多く，目上の人に対する礼節を心がけている。これは治療や支援以前のことであるが，訪問の受け入れを左右する重要なものと考えている。

〈エピソード〉お風呂の椅子

　統合失調症の高齢女性は腰が曲がっており，手押し車を使ってやっとゆっくり歩ける程度だ。訪問するといつもベッドに腰掛けている。ベッドの前には半畳ほどのスペースがあり，筆者がそこに正座をすると，視線としては，患者さんが筆者を見下ろす格好になる。その様子を見た同居の娘さんが，「まぁ！　先生，すみません！　お母さんったら先生を見下ろしちゃって！」と慌てて奥に引っ込んでいった。椅子を持ってきてくれるのだろうかと思ったら，なんとお風呂の椅子に，手編みのカバーがかかった座布団を乗せて持ってきてくれた。大変ありがたいものの，少々驚いた。しかしおかげで，足は痺れず，患者さんともほどよく視線を合わせることができた。

（2）生活状況の確認

　室内に入ることへの同意，挨拶，訪問した理由の説明が終わったら，「○○さんの最近の調子や，どんなふうに過ごされているのかについて，お話をうかがっていいですか？」と，生活状況をまず尋ねる。本人に自由に話してもらいつつ，質問をして具体的な状況を把握していく。「どうって言われてもねえ……」と話してもらえないときには，「最近は暑いですけれど，夜は眠れていますか？　食欲はどうですか？」と尋ねてみる。一般的な気候の話などと合わせて，睡眠，食事など答えやすいことから質問していく。

　「実は眠れなくてね」といったように困りごとが出てきた場合には，困っていることについてさらに具体的に様子を聞いていく。筆者は，「声が聞こえてくるのはどうですか？　死にたい気持ちはどうですか？」などといった具体的な精神症状に絞って質問することはあまりせず，生活状況を聞くなかで自然に引き出していくように意識している。それにより精神症状の日常生活への影響をよりよく理解できるし，患者さんにとっても負担が少ないように思う。本人が困っていることについて話してくれた場合には，「そういうところについては，少しずつ楽になるように相談していきましょう」と今後につなげていく。

　高齢者であれば，身の回りのことがどの程度自分でできるのか（ADL）も確認する（表2）。

（3）生活環境の観察

　まずは，家の構造，室内の動線，暑さ寒さなど，患者さんの安全に関する物理的な状況を確認する。生活環境に無頓着なのか，夏はとても蒸し暑く，冬は凍えるように寒いという家は多い。認知機能の問題なのか，溜め込みの症状のためか，危険なほどものが積み上がっていることもある。

表2　生活状況として確認すること

睡眠：何時頃に眠り，何時頃に起きているか。入眠困難・熟眠困難・早朝
　覚醒はないか。睡眠覚醒リズムの乱れはないか

食事：食べているか，何を食べているのか，準備は誰がしているのか

買い物：しているのか，誰がしているのか

日中の過ごし方：家にいるのか，外に出るのか，何をしているのか

人と会う機会：人と会うことはあるか，ある場合は誰と会うのか

シャワー，入浴：しているのか，介助は必要ないか

掃除，ゴミの処理：自分でしているのか，あるいは他の誰がしているのか

　加えて，自宅の様子からは，患者さんの生活について多くのことがわかる。家族の写真や賞状，贈り物など，家族関係や友人関係を示唆するようなもの，患者さんの趣味や好みを反映するものがあれば，タイミングをみて少し話題にしてみる。そうすると，「あれは孫の結婚式の写真だけど，今は遠くに住んでいて会えないから寂しいです」「実はクリスチャンで，からだがこんなになる前は毎週教会に通っていたんですよ。今でも教会仲間が週に1回顔を見にきてくれます」といった人間関係の話題が出てくることがあり，患者さんの生活の理解につながる。本人が大事にしていることに関心をもつことで，支援者との関係がポジティブなものになる効果もある。また，新興宗教を示唆するものがないかも観察し，ある場合には記憶にとどめておく。時折，重要な影響を与えているケースがあるためだ。

　隣は住居か商店か，人が住んでいる気配はあるか，前の道の人通りや車の交通量，人の声や車の音などはどの程度かなど，患者さん宅の周囲の状況にも注意しておきたい。ベテランの訪問看護師から，「訪問先の近くで車を降りて，歩いて街並みを見ながら家に向かう」と聞いたことがあるが，家の周辺について知っておくことは大切である。

妄想は近隣住民を対象に起こることがあり，また近隣住民は精神疾患がある人を地域から排除しようとすることもあれば，反対に支えることもあるからである。

〈エピソード〉精神症状か現実か

　妄想性障害で「近所の人から嫌がらせを受けている」「近所の子どもが悪口を言ってくる」などと訴える高齢女性。訪問してみると，自宅はボロボロで野良猫が出入りしている。近所の人からは実際に奇異な目で見られているだろうことが容易に想像された。子どもであれば，「お化け屋敷！」などと言うこともあるかもしれない。

　不安で外出ができないと訴えるパニック障害の男性。自宅を訪問して話を聞くと，「『平日の昼間なのになぜ家にいるんだろう』と近所の人に思われる」と，近所の目を極端に気にしていることがわかった。周辺は昔ながらの近所づきあいがありそうな地域であった。

　このように，自宅を訪問することで，精神症状だと考えていたことが，実は現実の体験である可能性に気づくこともある。

（4）不足している支援はないか

　生活状況を確認していると，患者さん本人がまったくできていない事柄に気づく場合がある。買い物に安定して行けず，食事を抜きがちになっていたり，まったく風呂に入れていなかったりなどだ。こういった点に気づいたときには，本人・家族はどのように捉えているのか探ってみる。支援の利用を勧めたいところだが，焦ってはいけない。その場で働きかけをするとしても，「もう少ししたら考えてみてもいいかもしれませんね」といったような軽い提案にとどめる。

　訪問診療では，あくまで本人の同意を引き出していくことが重要である。支援者の安心のための支援計画になってはいけない。

（5）訪問診療の位置づけと枠組みの説明，合意形成

　本人の生活状況や支援体制の確認が一通り終わったら，現在の状況や困っていることについて簡単にまとめて話す。「では，今はとても調子がいいというわけではないけれど，ヘルパーさんに買い物や食事の準備をしてもらってなんとか生活できている，というところですね。夜眠れないので困っておられて，それには昼間ゴロゴロしたり昼寝してしまったりするのも関係していそうだ，ということですね」といったかたちで，簡単にまとめてみる。

　「そんな感じです」と同意が得られたら，「では，睡眠のことについては今後一緒に考えていきましょう。先ほども簡単にご説明しましたが，訪問診療は，身体やこころの何らかの問題で通院することができない方に対して，定期的に訪問して診察する，という国の制度です。私たちも月に2回（あるいは月に1回）訪問させていただきます。お薬については，しばらくは今の処方で様子を見て，あとは昼間の過ごし方なども少しずつ工夫していきましょう」というように説明をする。筆者は訪問診療計画書の雛形を持参し，初回訪問で話された課題などをその場で書き込んで，説明し，本人の同意のサインをいただき，1部はお渡しするようにしている。

　筆者はここで，あえて「国の制度」という言葉を用いて説明している。それには2つの理由がある。1つは，「先生にわざわざ来ていただいて申し訳ない」など，医師がボランティアで訪問していると誤解されないためである。もう1つは，定期的に訪問するという枠組みを受け入れてもらうためである。

　なお，当院では，主に在宅時医学総合管理料という診療報酬制度（在宅での療養患者で通院が困難なものに対して，患者の同意のもと，計画的な医学管理の下に定期的な訪問診療を行う場合に算定できる）を用いて訪問診療を行っている。

〈エピソード〉「先生によろしくお伝えください」

　軽度の認知機能低下がある統合失調症の高齢女性。老人ホームで暮らしており，数年来訪問している。いつもにこやかに迎えてくれるが，退去する際に毎回「どうぞ，先生によろしくお伝えください」と言われ，筆者は医師だと認識されていない。どうも，外来主治医の指示で様子を見にくる職員だと思っているようだ。何回か訂正したが，認識は変わらず，単身で老人ホームに入っているため訂正してくれる家族もいない。しかし，これも広い意味での訪問診療への同意だと考えている（なお，別居している家族の同意は得ている）。

（6）関係者と連携をとることについての同意

　精神科の訪問診療は，訪問診療のみで完結することは非常に少なく，関係者と連携をとる必要がある場合がほとんどである。とくに初回訪問後には，得られた情報や今後の方針，情報収集の結果について関係者に連絡することが多い。それによって以後の連携が容易になる。

　守秘義務以前に，自分のことが，自分のあずかり知らぬところで話されるのはよい気持ちがしないものだ。そのような状況を作らないために，筆者らは「このことについて，△△さんに私たちからご連絡したいと思いますが，いいでしょうか？」と，本人の理解を得るように努めている。しかし，こちらが連絡を受けて情報提供をすることもあるし，診察と診察のあいだで何か問題が起こって連携が必要になることもある。そのため，初回訪問時にあらかじめ，「○○さんのことについて，必要であれば，○○さんの支援に関係しているみなさんと連絡をとらせていただきたいのですが，よろしいですか？」と尋ねておく。連携については，訪問診療計画書にも記載する。

（7）初回訪問では控えめに

　筆者は初回訪問では控えめな態度を心がけている。支援者としては，患者さんの生活が破綻しているのを見て衝撃を受けたり，早急に介入したくなるような状況に遭遇することはとても多い。しかし，初めからあれもこれもと働きかけてしまうと，患者さんが対処しきれなくなり，訪問そのものの拒絶につながりやすい。そのため，「初回は患者さんに負担をかけず，情報収集と今後できたらいいことの種まきにとどめる」ことを意識している。あらかじめ訪問診療コーディネーターと，「初回はこのあたりまでで行きましょう，それ以上は踏み込まないようにしましょう」と確認し合うことも多い。

2回目以降の訪問

（1）少しずつ関係を構築する

　訪問診療を開始したあとは，少しずつ関係を構築する意識が重要だ。患者さんも，この医者はどういう人物なのか，信頼できるのかと意識的・無意識的に考えている。そのため，初回訪問時と同様，控えめな態度を心がける。患者さんにリラックスした様子がみられたり，雑談が出たりするようになるのは，信頼関係ができてきたサインであるように思っている。

（2）本人・家族の納得や同意を得ながら進める

　患者さんの自宅で診察することは，外来診療と決定的に異なる変化を医療者にもたらす。患者さんの最もプライベートな空間である自宅では，主である患者さんを立てる意識が必要になる。支援の利用や薬物療法の方針変更など，何ごとも本人・家族の納得や同意を得ながら進めることが大切だ。そのためには，まずは患者さん，家族の考えを

理解し，ついで支援者として患者さんに変化してほしいことについて，少しずつ関心をもってもらうような「種まき」が欠かせない。「○○は考えてみたことがありますか？」「いずれは△△も考えていけたらいいですね」といった働きかけが有効だ。最初から変化を期待するのではなく，まずは関心をもってもらうことを目標にするとよいだろう。

（3）支援計画の見直し

　訪問診療の計画は定期的に見直すようにする。計画書には，その患者さんになぜ訪問診療が必要なのか，治療の計画（必要時に関係機関と連絡をとることも含む），他に利用する支援を記載している。筆者は当初，症状や病名を書いた計画書を患者さんに渡すことに抵抗があったが，患者さんがどのように困っており，どのように支援するのかという視点で記載することで，うまく活用できるようになった。定期的に計画書を作ることで，患者さんにより主体的に治療に向き合ってもらうよう促すことができ，本人・家族の同意のうえで訪問診療を行っていることをはっきりさせることもできる。

> ●訪問診療コーディネーターのポイント
> ・支援計画の見直しに合わせて，関係者に連絡をとり，患者さんについて多角的な情報を収集すると，より実態に沿った支援計画が立てられる。

（4）薬物療法の位置づけ

　患者さんには薬物療法が必要であることが多い。しかし，患者さんが訪問に対して複雑な思いを抱えていることが多いのと同様に，薬物療法もなかなか受け入れられないことがある。その場合に，薬を飲んでいるかどうかを問いただしたり，薬を飲むことを訪問診療の条件と

したりすることは，原則として避けなければならない。筆者は，患者さんの関心が向くタイミングを待って，薬物療法を提案したり，服薬について話したりするようにしている。

　一方で，薬物療法（とくにベンゾジアゼピン系薬剤）に対して依存的になっている患者さんも少なくない。この場合は，できれば減量したいのだが，なかなか難しい。薬はなるべく増量しないように気をつけ，薬物療法が補助的な位置づけになることを目指してかかわっていく。そのためには，患者さんが気持ちよく過ごせる時間が増えるよう，日常生活を支援していく姿勢が重要になる。

（5）生活のなかに潜む危険に気づく

　継続して訪問していると，患者さんの生活に危険が生じていることに気づく場合がある。たとえば，明らかに経済的なゆとりがない患者さんであっても，わずかな金銭を狙うような被害にあうことがある。とくに独居の場合には意識しておくことが必要だ。見知らぬ人が窓越しに声をかけて仲よくなり，買い物を代行して釣銭を盗む，自宅に押しかけて献金を要求する，金やタバコを繰り返し無心する，などの事例を経験した。

　このような問題に気づくために，「私たち以外で○○さんがお会いする方って，誰がいますか？」「私たち以外に○○さんのお宅にお邪魔することがある人はいますか？」と時々尋ねるようにする。危険に気づいたら関係者と共有し，患者さんが大きな被害にあわないように気をつけたい。

〈エピソード〉カツアゲ

　高齢の統合失調症の患者さんは，同じアパートに住む男性から何年にもわたって金銭やタバコをせびられていた。本人は「頼まれると断

れないんだよ」と問題の自覚が乏しいが，経済的にゆとりのない一家にとっては大問題であった。訪問診療を開始して半年ほど経った頃，家族に「実は……」と小声で相談され驚いた。このことは家族の悩みの種になっており，地域の保健師も長年かかわっているが，いまだに解決していない。

第3章

訪問診療でのかかわり

患者さんとのコミュニケーション

　精神病状について理解し，経験を積んでいるはずの精神科医であっても，患者さんの自宅で精神症状の訴えを繰り返されると対応に苦慮することがある。そうした場合，まずはいったん受け止めることが大切である。

　精神症状とは抽象的なものだ。筆者は，抽象的な精神症状の良し悪しの議論から，より具体的な事柄に関心・話題を移していくようにしている。これは患者さんの意識を，漠然とした「調子をよくする」という点から，みずからコントロール可能な日々の事柄に向ける効果がある。また，具体的にどのように生活しているのか，精神症状によって生活にどのような影響が出ているのか，調子よく過ごせている時間はあるのか，どんなときにとくに困るのか，などを理解することにもつながる。意外なところに調子の悪さの原因を見出せることもある。

真のニーズを探る

　支援は，患者さんがどのような生活を望んでいるのか，どのようなことができると嬉しいのか，といった"真のニーズ"に基づいて行いたい。「生活のなかであってこそニーズが明らかになる」（福田 2012）ため，訪問の際に真のニーズを理解するよう努めることはとても重要である。

　支援のニーズには濃淡がある。自力で外出することができない人の食事の調達などは，方法はともあれ，必須といえるだろう。一方で，自宅の掃除は，生活の質にかかわる事柄であり，ニーズは相対的といえるのではないだろうか。こういった相対的な部分についてはとくに，本人の真のニーズを大事にし，支援者の価値観に基づいて支援計画を立てないように心がける。

地域を知る

　第2章でも述べたように，患者さんが生活する地域を知ることも大切である。診察で日々の過ごし方を尋ねていると，周辺地域の話題が出ることが多い。地域について知っておくと，患者さんの活動範囲や関心の対象，地域とのつながりがわかってくる。逆に，患者さんの話題に出る地域のことをまったく知らないのは"もぐり"である。

　筆者は，街を観察しながら訪問診療をし，昼食は街の店でとるようにしている。訪問時刻の都合で少し時間が空いているときなどは，喫茶店に入ったり，和菓子屋で菓子を買ってみたりすることもある。

　浜田（1991）は，地域で精神医療を行うにあたって，地元の飲み屋や小料理屋に出入りし，街の人の様子を知ることが，重要な「地域への帰化」のプロセスであると述べている。

〈エピソード〉七福神めぐり

　認知症の高齢女性。年始に訪問したところ，年末年始は大変調子よく過ごしたとのことだった。さらに正月の話題を続けていると，娘さんが「若い頃は隅田川七福神めぐりをしていたんですよ」と話した。大晦日の夜に自宅を出発して，7つの神社仏閣を年越しでめぐるのだという。調べてみると，七福神めぐりは江戸時代から町人の楽しみであったとのことで，興味をもち，筆者も休日に半日ほどかけて七福神めぐりをしてみた。普段通ることがない小道や下町情緒たっぷりの商店街を歩いたり，行き交う人の様子を見たりと，さまざまな発見があった。自分の足で歩いてみるよさを改めて感じた。

支援者と患者さんとの関係構築

　大原則は，支援者が患者さんにとっての脅威にならず，受け入れてもらうことである。患者さんがどの程度の支援を望んでいるのかを観察しながらかかわることが大切である。

　基本的には，支援者と患者さんとの線引きは重要であり，公私混同するべきではない。しかし，患者さんのなかには支援者以外とのかかわりがほとんどない孤独な生活をしている人もいるため，筆者はこの線引きにあえてわずかなゆるさを設け，関係ができていくにつれ少しずつ親しみを表現するようにしている。たとえば，患者さんの好きなことについて話す，少し冗談を言う，患者さんの発言にツッコミを入れる，などである。

〈エピソード〉眉毛

　患者さんは上品な老婦人であるが，寄る年波には勝てず，髪は完全

に白髪で，眉毛はすっかり薄くなってしまった。しかし自分ではうま
く眉が描けず，訪問看護師が入浴支援の後に描いたり，娘が描いたり
していた。ある日，訪問すると，眉が片方だけない。「あらやだわ，
恥ずかしい！」と言う。娘さんは「後で描こうと思っていたらすっか
り忘れちゃって。ごめんね」と話している。筆者が「じゃあ，私が描
きましょうか」と言うと，「先生に眉を描いてもらうなんてもったい
ないわ〜。でも思い出になるわ，しっかり描いてちょうだいね」と，
ニコニコと笑った。もちろん毎回眉を描くわけではないのだが，親し
みをもってかかわることの一例である。

　また，訪問することによって患者さんが少しホッとしたり，明るい
気持ちになったりすることはとても重要であり，訪問の際は笑顔を心
がけている。相手の状態によって，精神症状が深刻であれば落ち着い
た笑顔，高齢者など日常生活の障害のほうが大きい場合にはニコニコ
した笑顔を意識している。
　訪問診療を要する患者さんは，訪問看護もあわせて利用しているこ
とがとても多い。一緒に患者さんを支援していると，訪問看護師が，
支援に対して複雑な思いを抱えている患者さんとうまく関係を構築し，
きめ細かに観察し，働きかけをしていることに気づく。訪問看護と訪
問診療は，患者さんとの関係構築の面では共通する点が多い一方で，
訪問看護は“医師”という潜在的な立場の強さがないぶん，利用者の
同意がより重要になるのではないだろうか。訪問時間も長く，かかわ
り方の自由度も高い。さまざまな患者さんへのかかわり方を訪問看護
師と話し合うなかで，以下のようなポイントが大切であることが見え
てきた。

●訪問看護師のポイント
・支援がつながることを第一に考える。
・「訪問させていただく」という気持ちで，利用者にとって侵襲的に
　ならないように気をつける。
・利用者や家族がこれまで取り組んできたこと，やってきたことを理
　解し，尊重する。
・欲張って利用者のそれまでのやり方を変えすぎない。
・長い目で見て，利用者が適切に支援を利用しながら生活していける
　ようになるための支援をする。

身体を診察する，身体に注目する

　患者さんが訪問に対してネガティブな気持ちを抱いている場合があ
ることは先に述べた。まだ関係ができていない段階では，身体を診察
することが，患者さんとの関係構築のステップになることがある。身
体診察には，精神症状について話すことよりも抵抗がない人が多く，
受け入れてもらいやすい。また，身体診察は，「あなたのことを心配
していますよ」というわかりやすいメッセージであり，安心感や信頼
感につながるように思う。血圧測定をはじめとし，たとえば腹痛の訴
えがあれば，「ちょっとお腹を触ってもいいですか」と触診させても
らう。

　もちろん，関係を構築した後も，精神疾患をもつ患者さんが身体面
の問題を合併することは多いので，身体的な訴えがあるときには必ず
診察をする。

　また，精神症状は抽象的であるため，精神症状から日常生活に視点
を移すのと同様に，こころから身体に意識を移してみることが有用で

ある。筆者は，患者さんに簡単なストレッチを試してもらったり，訪問看護で軽くからだを動かしてもらうよう依頼したりすることがよくある。精神症状が相対化されると同時に行動が活性化され，よい循環が生まれるように感じている。

〈エピソード〉血圧測定

　統合失調症の中年男性。病識がなく，妄想について尋ねるといつも怒ってしまう。一方で，「血圧を測りましょう。血液検査をしましょう」と身体面からかかわると，「はい，お願いします」とまったく抵抗なく受けてくれ，そのギャップに驚かされた。結果的にはこのようなかかわりが積み重なって，関係が構築された。身体面のアプローチは，侵襲性の低いかかわりのスタートとしてとても重要である。

患者さんの治療意欲を引き出す

　患者さんの調子が上向きなとき，安定しているときには，「最近は比較的調子がよい状態が続いているように思いますが，何か思い当たることはありますか？」と，本人なりの解釈を尋ねてみる。「お薬が合っているんでしょうかね」といった返答があることが多いが，「他に何か心がけていらしたことはありますか？」など，なるべく本人の取り組みとの関連を引き出すようにする。「そうですね……。寝る前の薬は，寝る直前に飲むというのは守っています」といった答えが返ってくれば，「なるほど，寝る直前に飲むという提案を試してくれていたんですね。それはたしかにいいですね」と，よい点を繰り返す。そうすることで，患者さんに，みずからの取り組みによって効果が出たのだ，という考え方を伝え，自信をもってもらうことができる。こ

うした積み重ねは，「よりよく生活するために，自分もできることを
やっていこう」という主体的な姿勢につながる。

　また，支援を前向きに適切に利用することは，治療への取り組みの
なかでも大切な要素である。ヘルパーや配食サービスなど新たな支援
を利用することに関心をもってもらえたときは，ケアマネジャーや計
画相談担当者に連絡をとってその旨を話すよう，本人や家族に促す。
「自分で希望して，新たな支援を受けるようになり，その結果暮らし
やすくなった」という体験をしてもらうためだ。その際，「もしうま
く伝えられなかったら，今度私たちが連絡してみますので」とフォロ
ーしておくと，安心して連絡してくれることが多い。患者さんはこれ
までに，支援を希望したのに取り合ってもらえなかった，うまく伝え
られなかったという体験をしている場合もあり，フォローする用意が
あると伝えておくことでハードルが下がる。

　患者さんは，自分のしている取り組みを意識していなかったり，意
識していても積極的に話さないことが多い。しかし，支援者が患者さ
ん本人や生活環境の変化を観察し伝えることで，そのような取り組み
に気づくことがある。何か変化があったときというのは，患者さんが
いつもと違うことを試してみたときであることが多いためだ。

　一にも二にもよいところを見つけ，言葉に出し，評価することが大
切である。筆者は，児童精神科医の髙橋脩先生による，自閉症の子ど
もたちを中心とした診療に陪席した経験のなかで，子どもや家族のよ
い面を見つけ評価することが，いかに本人や家族の前向きな意欲を引
き出すかを学んだ（髙橋2022）。訪問診療においてもこの点を大切にし
ている。

〈エピソード〉マスクを外して顔色を見る
　新型コロナウイルスの流行で，患者さんも診察のときはマスクをつ

けている。マスクをつけていると，微妙な変化に気づきにくくなるように思う。そこで最近は，「ちょっとだけマスクを外してお顔を見せてください」と頼み，表情を確認するようにしている。「顔色がいいですね，いい笑顔が見られて嬉しいです」と伝えると，患者さんも安心の表情を浮かべるように感じている。

生活上の問題に働きかける

　昼夜逆転，ひきこもり，非活動的な生活，薬の飲み忘れ・自己調節，多量のアルコール摂取等は，訪問診療でよく遭遇する問題である。これらは，精神症状に対しても，もちろんマイナスに作用する。

　まずは，こうした問題を本人が自覚しているかを探る。問題だと思っているようであれば，本人なりの解釈を尋ねてみる。何らかの思い当たること，つまり患者さん本人も気にしていることが出てきたら，「では，ちょっとその点に気をつけてみましょうか」と提案する。

　患者さんが問題を自覚しているものの，その原因として思いつくことが出てこない場合には，筆者はたとえば以下のように考えている。

　昼夜逆転については，まず昼寝を減らすことからアプローチする。夜に寝られないことを問題と考える患者さんが多いが，昼間起きていなければ，なかなか夜は眠れない。日中の行動を活性化させるには，なるべく本人が好きなことと関連して，できることを探していく。そのヒントを探るために，筆者は，最近見たテレビ番組や面白いと思ったテレビ番組について，または昔好きだったことについて，尋ねてみることが多い。

　薬の飲み忘れや自己調節については，一方的に患者さんを指導したり，批判したりしないように気をつける。「いろいろなお薬があるか

ら，何をいつ飲むかなどの管理が難しいですよね」とまずは薬の問題
として話してみる。薬の問題もありそうだと合意が得られれば，一包
化やお薬カレンダーの利用などを適宜提案していく。薬にかかわる思
いや体験を理解しながら，少しずつ適切な服薬を目指すようにする。

　アルコールはとくに難しい問題である。お酒をたくさん飲んでおり，
それによって問題が起こってもやめられないという場合には，本来で
あれば断酒が望ましいだろう。しかし，断酒を勧めることで患者さん
の拒絶が起こることも多い。そこで，アルコール多飲があることがわ
かったら，まずはどの程度飲んでいるのかを意識してもらうことから
始める。ついで，アルコールを減量する，もしくは休肝日を作ること
のいずれかを提案する。

　しかし，関係性ができていないなかで働きかけを行うことは訪問診
療の拒絶にもつながり得るため，注意が必要だ。本人は問題を自覚し
ているのか，自覚している場合は何が原因と思っているのかなどを理
解しながら，本人の関心が向くタイミングを慎重に見極めたい。

患者さんの変化は一歩ずつを意識する

　患者さんの変化を促す際は，働きかけのさじ加減が重要だ。筆者は
まずは控えめに働きかけ，患者さんとの関係ができてくるにつれて，
反応を見ながら押したり引いたりすることを心がけている。このとき
に，自分が押してしまうことが多いタイプなのか，引いてしまうこと
が多いタイプなのかを自覚しておくとよい。筆者は押してしまうこと
が多いタイプで，「そんなに急にできません！」などと患者さんの拒
絶を引き起こしてしまったことがこれまで何度もあった。そこで，自
分が働きかけたいと思うことのうち1つに絞る，また意識的にペース
ダウンすることを心がけている。一般的に支援者の考える変化のペー

スは，患者さんのペースより速いことが多いように思う。

　そして，患者さんが実際に取り組んだときは，その取り組みを評価することが大切である。できなかったときには，「でも，試してみたことがよかったですね」と姿勢を評価し，どのようなことならできそうだと考えたか尋ねてみる。

楽しみや趣味を知る

　毎日の生活のなかで，患者さんがリラックスできている時間はないか，楽しい・面白いと感じている時間はないか，ということを意識するようにしている。不安や抑うつ，幻覚や妄想などの精神症状があったとしても，24時間365日続いているわけではない。リラックスした時間や，楽しい時間もあるはずである。

　ある患者さんは，街の人が寝静まった深夜に，自転車で街を走るのが楽しみだった。人間臭い下町を離れて，都会的な街を走ると気持ちが落ち着くと話した。連続ドラマの再放送を見るのを日課にしてなんとか時間を過ごしている人もいれば，古道具をいじるのを楽しんでいる人もいる。古典文学が好きだったり三味線や琴の師範免許をもっていたりと，思わぬ趣味をもっている人も多い。

　訪問の目的は，究極的には患者さんの生活の質が向上することである。それは，障害がありつつも，リラックスした時間やちょっとした楽しみが増えていくことではないだろうか。訪問の際は，どんな話題のときによい表情が出たり，積極的になったりするかを観察したい。楽しみや趣味を知り，それを大切にしながら支援することで，日常生活を少しでもよいものにできるのではないかと思っている。

拒絶に向き合う

　実際に訪問診療を始めると，支援者には訪問を必要としていると思われ，また導入時の同意は得られているのだが，継続していくうちにネガティブな発言が聞かれるようになることを頻繁に経験する。「来ないでほしい」「顔を見たくない」というような言葉を聞くこともしばしばである。そうした患者さんの態度に，顔には出さないがいくらか傷つき，訪問後にどっと疲れが出てくることもある。

　しかし，拒絶を前面に出しながら，こころのどこかでは支援を望んでいる場合も多くあるように思う。侵襲的にならないように，しかし粘り強くアプローチすることが求められる。

　拒絶に際しては，患者さんの支援のニーズの質を評価する。支援が必要不可欠であると考えられる場合は，粘り強いかかわりを続けることが必要だ。侵襲的でない訪問として，短時間でちょっと顔を見る，少し声かけをして帰るといったあっさりとしたかかわり方が有効なこともある。

　一方で，支援はあることが望ましいが，必要不可欠とまではいかず相対的なニーズである場合には，粘り強くかかわると同時に，支援の枠組みを作ることが求められる。このようなケースでは，行動の変化を期待して，見立てや必要だと考えられる支援についてあえてしっかりと説明をすることもある。そのようにしても十分な同意が得られていないと判断する場合には，訪問診療を一時中断することも検討する。

〈エピソード〉拒絶された後も粘り強く訪問する

　統合失調症の男性。「糖尿病がよくないですね」と血液検査の結果を説明すると，「俺は栄養失調なんだぞ！　検査結果が改ざんされている！　やはりクリニックもグルだ！」と怒鳴り始め，収拾がつかな

くなってしまった。「では，今日は失礼しますね，また来ます」とあっさり伝え，怒鳴っている患者さんを残して退去した。怒鳴られたらいったん撤収するというのは鉄則である。その後は短時間の訪問を繰り返し，治療につなげ，落ち着いて診察ができるようになった。

強い怒りや暴力

　できるだけ起こってほしくないことではあるが，訪問時に患者さんが激しく怒るなど感情を爆発させたり，暴力行為をしたりする可能性はゼロではない。怒りや暴力は支援者に恐怖を引き起こし，支援者の安全にかかわる深刻な問題である。

　筆者は，そのようなときはまず自分たちの安全の確保を考え，必要であればすぐに退去する。余裕があれば，患者さんがトーンダウンし冷静になるのを待つ。そして，強い怒りや暴力を支援者に向けることが常態化しないよう，「○○さんが急に大きな声を出したので（手を振り上げたので）とてもびっくりしました。このようなことがあると，私たちは，○○さんが気持ちよく過ごすためのお手伝いをしていくことができません。気持ちが爆発する前に言葉で教えてください」と話し，感情を爆発させたり暴力を振るったりすることは診療の場で受け入れられない行為であると説明する。

　担当スタッフだけでなく，その他のスタッフも含めて対応を検討する体制があることが望ましい。また，家族に対しては，深刻な暴力行為がある場合は警察を呼ぶように伝える（「支援者の安全」「支援者のバックアップ」の項を参照）。

希死念慮

うつの患者さんを診療していて，「死にたい」という気持ちが強くなっているとき，予測できないような行動が起こったとき，食事がとれず身体的に衰弱しているときなどは，訪問診療中であっても入院などを検討・調整する。危険な状態の場合には，在宅で粘りすぎてはいけない。

また，患者さんが「私はうつだから死にたいのよ，死ぬかもしれないわよ」と自殺をほのめかすような発言をして支援者を動揺させたり，薬の処方などを自分の思い通りにさせようとすることも時折経験する。これは，患者さん自身が支援を受け入れて主体的にかかわることができていないときに起こりやすい。その際は，死んでほしくないと思っていることをはっきりと伝え，薬物療法など支援をどのように考えて選択しているのかを丁寧に説明し，理解を得るように努める。また，「死にたい気持ちがとても強い場合にはより集中的な治療やケアが望ましいので，入院や施設の入所などを検討しましょう」と提案する。こちらができることとできないこと，精神症状には医療として対応していくことを明確にする。

希死念慮がある患者さんの支援では，「もし自殺企図をしてしまったらどうしよう」という不安が必ず起こる。危険性と緊急対応を他のスタッフを交えて検討できるようなバックアップ体制が重要だ（「支援者のバックアップ」の項を参照）。

〈エピソード〉希死念慮の強い女性

脳梗塞の後に抑うつ的になった高齢女性は，「つらくてとても受診ができない」とのことで訪問診療を希望した。「つらくて死にたいので来てほしい」と訪問の希望ははっきりしているものの，「薬を飲む

とめまいがして余計つらい」となかなか薬物療法が安定しなかった。食事もとれず，同じく高齢の夫をヘルパーと訪問看護で支援して，食べられるものをあれこれ考えたが，奏功せず，3ヵ月ほどしてめっきり体力が落ちてしまった。希死念慮も続いていた。「これ以上は訪問診療だけでやっていくことはできません，先に体力が尽きてしまっては元も子もないので，入院でしっかり治療しましょう」と繰り返し説得した。最終的に本人の同意を得て，重症うつ病として精神科病院への入院を依頼した。

家族に配慮する

　訪問診療の対象はもちろん患者さん本人である。しかし，同居家族や，近隣に住んで支援している家族がいる場合には，家族への配慮が欠かせない。基本は，家族をねぎらい，支援者に相談してもらえるようにしていくことである。患者さんの家族は，慢性化した精神症状や生活上の問題に疲弊していることが多い。まずは，「いつも頑張っておられますね。娘さんはお疲れがたまってないですか？」などと声をかける。関係ができてきたら，家族がしているケアについて，もっと具体的にねぎらうとよいだろう。「ご家族も心配なこと，困っていることがあったら，遠慮なく相談してくださいね」と声をかけるのも効果的だ。

　家族に配慮し，サポートすることによって，家族にも余裕が生まれる。家族が患者さんに感情的な対応をすることが減ったり，閉鎖的だった家族の状況が緩んで必要な支援を受け入れやすくなったりする。これらは相乗的に働くので，結果的によい循環ができることになる（図1）。

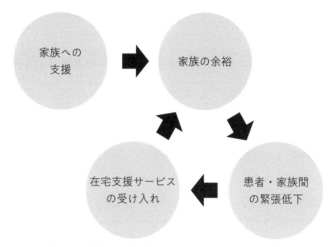

図1　家族への配慮により生まれるよい循環

支援者の安全

　支援者の安全にはいつも配慮しておきたい。支援者が安全でゆとりがなければ，患者さんに必要な支援を提供し，安心や安全を感じてもらうことができない。とくに筆者らの場合，女性2人の訪問であり，患者さんの怒りや攻撃が万一筆者らに向かったときのことも考えておく必要がある。そのために，入り口（すなわち出口）のほうに座るなどの退路の確保や，危険なものがないかを素早く観察すること，適切な間合いをとること，不必要に患者さんに背中を向けないことなどを心がけている。当院は制服や白衣ではなく，日常的な服装で訪問をしているため，胸元の開いた服やアクセサリーなど女性的な格好を避けることも意識している。これまで激しい暴力などに遭遇することはなかったが，支援者の安全を確保しながら支援することが大切である。

支援者のバックアップ

　患者さんの自宅に訪問する訪問診療では，外来診療のように病院という公的な場による効果や，危機的な状況におけるその他のスタッフによるバックアップを得ることができない。そのような場で，患者さんからの怒り・暴力や希死念慮などの深刻な精神症状にさらされることは，支援者にとって深刻な負担になる。怒りや暴力を目の当たりにすることは，患者さんへの恐怖につながる。希死念慮の訴えは，患者さんが自殺企図をしないかという強い不安を引き起こす。医療機関は，このような支援者の体験を共有したり，アドバイスをしたりといった支援者を支える努力をし，支援者が安心して訪問できるような体制を整えることが必要である。

　また，訪問ケースでは患者−支援者関係が閉鎖的になりやすく，医療機関内で情報共有がされにくいという点も強調しておきたい。情報共有，リスク分散を考慮しなければならない。

第 4 章

訪問診療と多機関連携

地域支援ネットワークにおける訪問診療

　精神科の診療を必要とする患者さんに対して，訪問診療が初めての在宅支援として導入される場合と，複数の在宅支援が導入された後に訪問診療が導入される場合がある。経験的には圧倒的に後者のほうが多いが，いずれの場合も多職種で，また複数機関でかかわっていく必要性は変わらない。前者では，訪問診療を行いながら少しずつその他の支援も必要であることを理解してもらい，導入していく。後者では，すでにかかわっているさまざまな支援者と情報交換や協力をしながら，ケアの中心となる機関を支え，よりよいケアが提供できるよう工夫していく。

　支援者はみな多忙であり，なかなか気軽には連絡しにくいが，変わったこと・要注意なことに気づいたとき，コミュニケーションの齟齬が起こりそうなとき（患者さんと支援者のあいだで，または支援者同士で）などには，積極的に連絡をとるようにしたい。「その情報を早くもらっていればもっと適切に対応できたのに！」と感じることはとても多

いからだ。また，患者さんは支援を受けることに対して複雑な思いを抱えていることが多く，患者さんと支援者のあいだのトラブルや不信感は，些細なものでも強い拒絶のきっかけになることがあるためでもある。

　訪問診療チーム内であれ，患者さんにかかわるさまざまな機関のあいだであれ，より多くの人が患者さんを知り，支え，支援の責任を分担する体制を作ることは，精神症状や生活障害が重い患者さんの支援において，最も重要ではないだろうか。

重要な連携先

（1）訪問看護師，訪問看護ステーション

　年齢を問わず，精神症状や生活障害が重い人がまず利用するのは訪問看護であるといってもいいだろう。訪問看護は訪問診療よりも 1 回あたりの時間が長く，頻度も高い。訪問看護師から見た患者さんの精神症状の良し悪しはとても重要な情報であり，診察時に要注意と考えたときには積極的に電話などで訪問看護師の評価を確認したり，反対に訪問診療の評価を伝えたりする。

　また，訪問看護では，患者さんのニーズに応じて比較的フレキシブルに内容を決めることができる。精神科領域では，お薬カレンダーなど服薬関係，血圧測定など身体的な事柄に加えて，カウンセリングや行動活性化のための活動もできる。行動活性化として，臥床がちである患者さんと一緒に軽いストレッチや体操，散歩などをしてもらうことも多い。

　通常，訪問看護師は主治医に対し，規定の報告書を定期的に送付する。しかし，報告書では，訪問看護師から見た患者さんの病状や心配な点などが伝わりにくい。タイムラグもある。必要に応じて電話など

で直接連携をとるのが効果的だ。

（2）ケアマネジャー

とくに高齢の患者さんや認知症の患者さんの場合，介護サービスを適切に使うことは，本人の精神症状の安定，また家族の負担の軽減にとって重要になる。しかし，家庭内での介護の負担が重く，デイサービスを利用してもらいたいが，患者さん本人はなかなか乗り気にならない，といったケースはとても多い。訪問診療とケアマネジャーとのあいだで，現在どのような介護サービスを利用しており，また今後はどのように利用していくのが望ましいかについて普段から情報・意見交換しておくことによって，タイミングを逃さずサービス利用の働きかけができる。患者さんの同意が得られたときなどは，なるべく本人・家族からケアマネジャーに連絡をとってもらい，意思表示するように促す。その際，コミュニケーションの齟齬が起こらないような支援も必要になる。

またケアマネジャーは，実際に利用している介護サービスの提供者（ヘルパーなど）から見た患者さんの精神症状や，かかわり方が難しい点などを伝えてくれることが多い。

（3）生活保護ケースワーカー

患者さんが生活保護を受けている場合，生活保護ケースワーカーは重要な支援者である。とくに，患者さんが支援の利用に積極的でなかったり，同意と撤回を繰り返したり，あるいは支援を不適切に利用したりする場合には，ケースワーカーからも，「生活保護として，自立に向けて，病気の治療を適切に受ける必要があり，そのためには○○を守ってほしい」と枠組み作りを後押ししてもらうことがある。

また，長期的な支援計画を検討する場にできるだけ同席してもらい，

計画が福祉事務所で引き継がれていくように依頼する。医療は患者さんの同意がなくなればかかわりが中断してしまう。長期的にかかわる支援者と方針を共有しておくことは重要である。

　また，福祉事務所から訪問診療を依頼される場合もある。精神医療のニーズがあるものの長期にわたって未治療であったケースが紹介されることもある。本人の同意があること，医療ニーズがあることなどは確認する必要があるが，地域支援として積極的に協力したい。

（4）保健師

　精神疾患のある患者さんが高度の支援を要する場合には，地区担当保健師がかかわっていることも多い。医療は患者さんの同意があって初めて成り立つものであり，患者さんが本当に拒絶した場合には訪問診療といえどもかかわることはできない。しかし保健師は，地域の要支援ケースとして粘り強くかかわることができる。そのため重度の精神疾患があるケースでは，医療が介入した後もかかわりを継続してもらう必要がある。

　保健師が長く訪問をしていた未治療のケースへの訪問診療を依頼されることもある。この場合も，生活保護ケースワーカーと同様，長期的にかかわる支援者として，保健師と方針を共有しておくことが重要だ。

（5）後見人，保佐人

　重度の精神疾患や知的障害，認知症などがあるケースでは，後見人や保佐人が選任されていることがある。その場合，後見人や保佐人はケア計画を検討したり承認したりする役割を担い，日々の支援計画の検討はケアマネジャーや相談支援専門員などが担当する。ケア・治療の方針転換が必要だと考えられる場合には，後見人や保佐人に必ず相

談・報告する。また長期的なケア計画は，一緒に検討することが必要
だ。

（6）訪問介護員（ホームヘルパー），訪問介護事業所

　年齢を問わず，患者さんがホームヘルパー（以下，ヘルパー）を利用
していることは多い。前述のように，ヘルパーから見た患者さんの問
題は，ケアマネジャーを通じて医師に伝達されることが多い。ヘルパ
ー訪問に訪問診療が重なったときなどには，「ヘルパーさんから見て，
○○さんの最近の調子はどうですか？」と尋ねてみる。患者さんの生
活の理解が深まり，ヘルパーの支援しづらさにも気づくことができる。

（7）相談支援専門員，相談支援事業所

　相談支援事業所は身体・知的・精神障害のいずれかに基づく障害福
祉サービスの利用支援を行っている機関で，相談支援専門員は介護保
険のケアマネジャーに相当する。新たなサービス利用やサービス内容
の変更が望ましいと考えられる場合に連携をすることが多い。

（8）地域包括支援センター

　地域包括支援センターは高齢者の相談，権利擁護，ケアマネジャー
への助言，支援が困難なケースの助言などを行っている機関である。
介護サービスを利用しているケースでは，ケアマネジャーが主な窓口
になり，地域包括支援センターと直接かかわることは少ない。しかし，
高齢者虐待が疑われるケースや支援が難しいケースでは地域包括支援
センターが関与していることがあり，連携が必要になる。

他機関連携の方法

（1）報告書，FAX

　前述のように，医師が指示する訪問看護などの支援では，医師は看護師から報告書を受け取るが，残念ながら，報告書ではなかなか「伝えたい変化」は伝わりにくい。そのため，訪問診療側に「このような変化があれば共有してほしい」といったポイントがあれば，あらかじめ確認しておきたい。また報告書を作成する側は，なるべくシンプルに具体的に書くことで伝わりやすくなる。

（2）電話

　要注意なことがあったとき，コミュニケーションの齟齬が生まれそうなときなど，比較的急ぐ場合には電話でのコミュニケーションが望ましい。

（3）患者さんの自宅での相談

　患者さんに支援者の考えを理解してもらいたい，患者さんの生活の場で支援のポイントなどを相談したいといった場合には，患者さんの自宅で待ち合わせて話をすることが多い。患者さんにはあらかじめ許可を得ておく。この場合には訪問診療チームとケアマネジャーなど2，3機関までにすることが望ましい。人数が多くなると患者さんが圧倒されてしまうからだ。

（4）ケア会議

　対応に重要な判断を要する場合（入院，グループホーム入所，施設入所など）や長期的な支援方針を相談する場合には，主だった支援者が集まり，意見交換をし，方針決定をするためのケア会議を行う。支援の

必要性が極めて高いケースでは，年1回，あるいは主要な支援者が交代するタイミングなどで定期的にケア会議を行うこともある。患者さん・家族から支援体制や支援計画への合意を得ること，また支援に対して主体的なかかわりを得ることを目的として，患者さん本人や家族を交えて行う場合もある。ニーズが高い患者さんをよりよく支援していくうえで，ケア会議はとても重要な役割を担っている。

●訪問診療コーディネーターのポイント
・訪問診療の開始後，キーになる支援者にはなるべく早い段階で連絡をとる。実際に顔合わせができるとよい。家族がいる患者さんでも，かかわりの深い支援者には一度連絡をする。
・関係する支援者が多い場合は，誰がキーになるのか，患者さんの希望を汲みやすいのは誰なのかを考え，これらの支援者とより密な連携を心がける。
・面倒くさがらずにフットワーク軽く連絡をとる。余裕があれば，緊急性のない話でも電話をしてみることで関係構築が進む。
・こちらの方針を伝えたら，「何か気づいたことがあればご連絡くださいね」とお願いしておく。
・他の支援者とは同じ地域で働く者同士，お互い持ちつ持たれつの関係。他のケースでお世話になることもある。良好な関係を積み重ねる努力をする。
・支援者が患者さんに対してネガティブな思いを抱えていることもあるが，そうした意見を否定しない。
・支援者が患者さんとうまくかかわれていないときには，かかわり方のポイントや，患者さんが関心をもちやすい話題などを共有することで，関係構築を支援する。

病院との連携

　訪問診療は，患者さんの在宅生活を支えていくことが主な目的であるが，精神疾患が増悪した場合，身体疾患を併発した場合など，入院が必要となることもある。入院の際には，地域での支援の方針と経過を病院と共有することを大事にしている。また退院に際しては，治療・支援の方針が連続するように注意したい。筆者らは，入院時に，「退院が決まったら，地域での受け入れの準備をしたいのでご一報ください」とお願いするようにしている。以前利用していた支援が再開した状態で自宅に戻れるのみならず，退院時の状態に合わせて支援を調整することもできる。

　また，可能であれば，退院前カンファレンスを開催してもらい，訪問診療担当医や訪問診療コーディネーターが出席する。

〈エピソード〉入院中の訪問と退院後の支援の調整

　支援の導入に難航した独居の自閉症の患者さんが，身体的な問題で入院を余儀なくされた。入院中に訪問して本人と面会し，主治医，病棟看護師や精神保健福祉士から現状と見通しを直接聞いた。それと並行して退院後の支援を調整し，支援が整った段階で退院することができた。地域からは入院中の状況がわからず，入院治療を担当する病院からは地域での生活に必要な支援がわかりにくい。入院中に連携することで，現在のニーズに合った支援を導入することができた。

チームとしての訪問診療

　訪問診療を精神科医が1人で担当することは稀で，精神保健福祉士，

看護師などのスタッフとチームで行っているケースが多いのではないかと思う。前述のように，当院では精神科医と訪問診療コーディネーターの2人1組で行っている。

　筆者は，チームで訪問診療を行うことには，患者さんへの支援において3つのメリットがあると考えている。1点目は，患者さんに対する医師の働きかけを訪問診療コーディネーターが後押しすることで，患者さんが治療のなかで変化していくのを助ける効果である。「〇〇さん，負担な気持ちはわかるけど，試してみましょう」などと励まされると，やる気が湧いてくるものだ。2点目は，サービスや制度利用において，また日常生活の過ごし方において，他の専門職の知見を活かせることである。これは医師にとってとても心強い。3点目は，医師，精神保健福祉士，看護師など多職種が患者さんと一緒に「どうしたらいいでしょうかね」と検討することで，患者さんが「よく考えて支援をしてもらっている」と感じることができることである。

　また，支援者にとってもメリットがある。訪問診療では，"アウェイ"である患者さんの自宅で，なかなかよくならない精神症状のつらさや生活上の困難をぶつけられたり拒絶されたりして，途方にくれることもある。このようなときにチームでお互いに支え合えることは，とても心強い。

●訪問診療コーディネーターのポイント
・診察を中心にしつつも，コーディネーターも直接情報収集をして患者さんのニーズ把握に努める。
・さまざまなタイミングで患者さんや家族と連携し，患者さん，家族との関係構築を心がける。
・患者さんが訪問診療を継続できるように，医師と患者さんをつなぐ役割が求められる。患者さんは訪問診療についての不安を電話相談

　等で訪問診療コーディネーターに伝えてくることがある。
・その他の支援（者）と患者さんをつなぐ役割も求められる。さまざまな支援者がよりよく患者さんへのかかわりを開始，継続できるように支援する。

〈メモ〉適度に休憩をとる

　なかなか治療に向き合えない患者さんを訪問したり，患者さんや家族から理解のない言葉を浴びせられたりするのは，支援者にとってはしんどいものである。そんなときは，意識的にちょっとした休憩をとるようにしている。一緒に訪問している訪問診療コーディネーターと，休憩しながら，「さっきみたいな反応になったのは，なぜでしょうかね？」「ちょっとしんどかったですね」などと気持ちを共有することで，リフレッシュできる。コンビニで何か季節に合った飲み物を買うのは手軽な休憩方法だ。次の訪問にネガティブな気持ちを引きずらないためにも，適度に休憩をとることは重要である。

訪問診療による「病気」「患者‐医師関係」の変化

　訪問診療では，病院・クリニックではなく，患者さんの自宅が診察の場である。場の違いは，症状や困難の語られ方や医療者の態度・役割にも変化をもたらすように思う。病院では精神症状が中心だった患者さんの訴えにも，生活上の困りごとなどが入り込んでくる。医師も，外来では，精神症状を評価し治療していたのが，患者さんの自宅で診察していると，精神症状だけでなく他の障害や生活上の困難などさまざまな要素が複雑に関連した問題に向き合うことになる。そして，「精神症状を治療する」という態度から，「生活全体を診る」という態

度に変化してくる。精神症状，生活上の困難などが，いずれも患者さんに苦痛をもたらすものとして，同様に重要な位置づけになる。生活上の困難が精神症状を増悪させ，精神症状が生活上の困難を引き起こすというように互いに影響し合っているため，一方だけを切り取ることが難しくなっていく。必然的に，訪問診療単独で精神疾患を治療するのではなく，訪問看護や介護，福祉機関と連携しながら生活全体を支援することが求められる。

　また，訪問してみると，精神症状が強い人のなかにも，健康な部分が決して少なくないことに気づく。たとえば，絶え間ない幻聴に苦しんでいる人が，テレビで野球観戦をし，あるチームを応援していたり，近くのコンビニまでお気に入りのおやつを買いにいっていたりする。「最近，○○チーム，強いですね」と応援している野球チームの話をしたり，「このあいだの△△，新しい商品ですね。私も食べました」とおやつの話をしたりすることで，患者さんの健康な部分がクローズアップされ活性化される。逆に，精神症状にのみ注目していると，精神症状がはっきりとした実体のあるものになっていくように思う。精神症状を和らげるだけでなく，リラックスした時間や楽しい時間を増やし生活全体の質を高めるという視点が重要になってくる。

　前述したように，診察の場が患者さんの自宅になることにより，患者さんが主で医師は客であるという主客の逆転が起こる。実際に訪問診療を通して，毎回の訪問の際に，患者さんが何らかの納得や同意をしていること，診察に対してポジティブな気持ちを抱いていることが非常に重要だと感じるようになった。そのために，患者さんのニーズに沿うよう慎重にかかわり，納得が得られるまでゆっくりと時間をかけるようになった。訪問診療ではとくに，医師が治療の主導権を握り指示をするような姿勢をとることはできず，常に患者さんの納得や同意のうえに方針を決めていくことが求められるのである。

第II部

支援の現場から

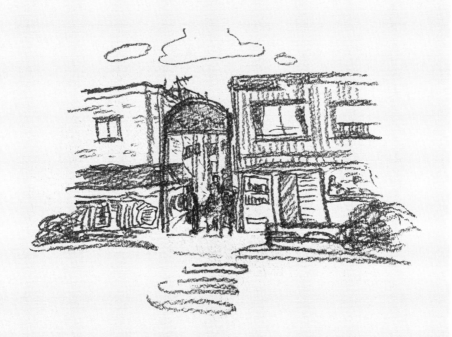

第5章

障害が重たい人の生活を
地域で支える

　障害が重たく，なんとかギリギリ地域で生活できているといった状態の人の生活を支えるには，2つのポイントがある。1つ目は，症状や障害そのものを取り除くのではなく，日常生活の質を高めることを心がけること，2つ目は，幅広い支援者と適切な支援ネットワークを作り，よりよい支援を模索することである。

［症例1］多くの介護によってギリギリ生活していた高齢女性
　　　——「裏のコンビニで売ってるよ！」

生活歴

　Aさんは70代後半の統合失調症をもつ女性である。以前はクリニックに通院していたが，訪問診療を始める1年ほど前に身体の病気で入院した。その後，リハビリ病院に転院してリハビリを実施したが，ほとんど歩けなくなり，退院して自宅に戻るにあたって訪問診療を含むさまざまな訪問サービスが導入された。

　Aさんは地方の生まれだが，中学卒業後に上京して工場で働いてい

た。20代前半で結婚したが，結婚後数年して統合失調症を発症し，離婚した。若い頃には幻覚妄想が激しく2回ほど措置入院もした。幸い，歳をとるにつれて幻覚や妄想は軽くなったが，実際にはいない娘や孫との関係を話すなど慢性的な妄想は続き，また認知機能の低下などの陰性症状が目立つようになっていた。子どもはおらず天涯孤独で，障害年金と生活保護で生活している。

　Aさんの自宅は，下町の鉄道駅からは遠いエリアにある。町工場や古いアパートなどが多く，ところどころ小さな新しい戸建てがあり最近移り住んできた人もいるが，基本的には古い街並みである。Aさんの住まいは築40年は経っていそうな，とても古いアパートだった。玄関を入ると小さな台所とトイレがあり，奥に6畳の和室があるという造りである。幸い家は1階だったが，リハビリ病院退院後のAさんは自宅内もスムーズに歩けなかった。和室の真ん中に電動ベッドを置き，1メートルほどの距離を這ってなんとかトイレに行けるようにしたが，玄関まで自力で歩いてくることはできなかった。

訪問診療の開始

　Aさんの訪問診療を依頼されたとき，AさんのADLと自宅の状況から，正直なところアパートでのひとり暮らしは無理なのではないかと思った。しかし，施設が見つからなかったのか，訪問診療を導入して自宅に戻るという方針がすでに決定してしまっており，筆者は強引な環境調整をした関係者の判断に問題を感じながら訪問診療を始めたのであった。

　Aさん宅の訪問では，まずアパートのポストのナンバーロック式の南京錠を解錠し，ポストのなかのタッパーから鍵を取り出して，部屋の鍵を開ける。呼び鈴を鳴らしても，Aさんは玄関まで出てこられないためだ。ナンバーロックの番号は訪問診療，訪問看護，ヘルパー，

デイサービスのスタッフで共有されており，みんな使った後に鍵をポストに戻す。

　部屋に入るとＡさんはいつもベッドに腰かけてテレビを見ている。だいたいワイドショーだ。気になるニュースを尋ねても，ニコニコしながら「うん，テレビ見てた！」といった返事である。「困ったことは？」と聞いてもやはりニコニコしながら「大丈夫，大丈夫！」と答える。前述のように，Ａさんには子どもはいないが，娘と孫がいるという妄想があり，時々「娘が隣の部屋に住んでいる」などと語る。しかし娘について尋ねてみても，具体的な話が語られることは一切ない。

　そんなわけでＡさんの診察はかなり定型的である。体調，睡眠，便秘などについて聞き，デイサービスの記録（デイサービスでは血圧，食事量，どのように過ごしたかの記録をつけてくれる。記録によるとＡさんはカラオケが好きらしい）を確認し，次回の予定を伝え，カレンダーに書き込んで帰る。Ａさんは終始ニコニコしている。帰り際に「２週間後にまた来ますから，それまでからだに気をつけて元気でお過ごしくださいね」と伝え，Ａさんの手を握ると，Ａさんはニコニコして「先生，ありがとね！」と言うのがいつものパターンだ。診察のあいだに背中をさすることもある。

訪問診療でのかかわりと変化

　あるとき，訪問する時間が通常よりも小一時間遅くなったことがあった。するとＡさんは不在であった。訪問診療の後にヘルパーが訪れ，車椅子で近くのコンビニに２日分ほどの食料を買いにいくことになっていた。筆者らはスケジュールが近接していることに気づかず，Ａさんが家にいると思って訪問したのだ。戸惑っていると，アパートの前で近所の人と立ち話をしていた住人が，「Ａさんなら今出ていったところだよ，いつも行ってるのはバス通りのコンビニだよ」と教えてく

れた。筆者は白衣ではなく，ごく日常的な服装で訪問診療を行っている。使っている車にもクリニック名や「往診中」などのサインはない。しかし近所の人はAさん宅にさまざまな支援者が出入りしていることを知っており，筆者がコンビニに行ったAさんと入れ違いになったのだということを素早く理解したのであった。近所の人がややおせっかい気味に声をかけてこられることも，下町の往診ではよく経験する。「あんた，○○さんのところに行くんだろ？　最近○○さんうるさいよ，なんとかして」などと，近所の人から患者さんの情報が入ってくることもある。

　さて，Aさんが不在だったので，次の家を訪問してから戻ってくるか，追いかけてコンビニに行くか迷ったが，Aさんの自宅外での様子も気になり，コンビニに行ってみることにした。すると入れ違いになることなく，コンビニでヘルパーに車椅子を押してもらって買い物をしているAさんに会うことができた。「あれが欲しい，やっぱりやめた，こっちにする」などと言いながらコンビニのなかをぐるぐる回って食べ物を選んでいるAさんは，楽しそうな様子であった。コンビニの店員さんが「はい，おでんね！　もう寒いから気をつけてね」などと声をかけている。

　それ以降，訪問の際に，テーブルの上に並んでいる食べ物を観察するようになった。そうすると，かなりバラエティに富んでいることに気づいた。夏になると葛饅頭や水羊羹を買い，秋にはみたらし団子など，季節や日ごとに食べたいものを選んでいるようであった。「あら，これはとっても美味しそうですね！」と言うと，「裏のコンビニで売ってるよ！」と誇らしげに教えてくれるので，「じゃあ今晩買ってみようかしら，教えてくれてありがとうございます」などと答える。やはりAさんはニコニコしている。患者さんの身の回りのものに注目してみると，患者さんがどのようなことを考え，どのような生活を送っ

ているのかについて具体的な理解が深まる。診察室から想像するよりも，はるかに豊かな生活を送っているケースも多いのだ。

　Aさんが自宅に戻ってきてから4年ほどが経ち，動ける範囲は以前より広がった。そのために要介護度が一段階落ち，サービスを少し減らさざるを得なくなったほどだ。多少よくなったとはいえ，依然として自宅で生活するのがとても困難であることは変わらない。しかし，多くのサポートを受け，自宅での生活を続けている。

　最近では訪問の時間になると窓を開けて窓際に立ち，待っていてくれることがある。帰るときには窓から手を振って見送ってくれる。おそらく近所の人とも窓越しに話したりするのだろう。一見，Aさんは活動が大きく制限され，支援スタッフに依存して生活しているように見える。しかし，実際には身の回りのものや人との交流をAさんなりの方法で楽しんでいるのであった。

> ●訪問診療コーディネーターのポイント
> ・障害が重たい人は，何かあったときに迅速にサポートできるよう，中心的な支援者と定期的に連絡をとることを心がける（本症例では後見人・ケアマネジャー）。

▶症例のポイント

　Aさんはなんとかギリギリ在宅で生活できている，という状態であった。そのようなケースでは，誰がどのような部分を支えて，生活が成り立っているのかを把握し，それらの関係者から見た患者さんの姿も理解するように努めることが重要である。Aさんは自分のことを客観視し，しっかり説明する力がすでに失われており，また医師に対して比較的丁寧な態度をとる傾向がある。そのため，Aさんの「大丈夫」がすなわち大丈夫でないことはよくある。訪問が入れ違いになっ

たときに，あえてコンビニのほうに行って，自宅とは違う場でのＡさん，ヘルパーに対するＡさんの様子を観察したり，ヘルパーに「最近，変わったことありますか？」と声をかけたりすることで，些細な気づきを共有することができる。

　訪問場面で見えるのは，患者さんの生活のほんの一部である。医師に対してはしんどい面や病的な面が強調されて見える一方で，他の支援者に対しては，健康な面が現れていることもある。複数の視点に基づいて，生活のなかにある健康な部分に気づくことが，支援の質を高めることにつながると思う。

〈エピソード〉見知らぬ中年女性

　ある日，Ａさん宅を訪問中，玄関が開き，見知らぬ中年女性が入ってきた。手には料理が入ったどんぶりを抱えている。話すことができないらしく，身振り手振りでコミュニケーションをとろうとしている。その後ろには，赤ちゃんを抱いた若い女性が立っており，2人は外国語で何やら話している。

　このような知り合いがいるという話は聞いたことがなく，「この方はどなた？　知っている人ですか？」と尋ねたところ，「うん，知り合い！　このあいだ，福祉会館で会った！」という。そうこうしているうちに，この女性はどんぶりを押しつけて帰っていった。その後またＡさんに尋ねても，やはり知り合いだとの一点張りであった。

　しかし翌週になって改めて「先週の方はまた来ることがあるんですか？」と尋ねると，「あんな人は知らない。知らない人！　怖かった！」という。前回の「知り合い」という主張がなぜ起こったのかはわからなかったが，やはり不審な出来事であり，何か犯罪や宗教に関連したことであるように思われた。経済的に余裕がない独居の高齢者でもちょっとしたタンス預金を持っていたりすることがあり，そうい

ったものを狙っていた可能性がある。関係者に情報共有し，警戒することとした。

〈メモ〉デイサービスの記録

デイサービスでは一日ごとに記録を書いてくれるところが多い。血圧や体温だけでなく，食事をどのくらい食べたか，入浴したか，何をして過ごしたかも書いてあり，情報量が多い。デイサービスは長い時間を過ごす場である。そこでの観察記録からは，穏やかに安定して過ごしていることを確認したり，変化の兆しをキャッチしたりすることができる。デイサービスに通っている患者さんには，記録がないか尋ねてみよう。

［症例2］妄想が続き治療が途切れがちな中年男性
――「ちょっと顔見てくれるとかがいいんだよ」

生活歴

Bさんは軽度知的障害と統合失調症を抱える40代の男性である。職人である父親と主婦である母親のあいだに生まれた。始歩も始語も遅く，3歳児健診で知的障害と診断された。小学校から特殊学級に通い，養護学校の高等部を出た。以後はアルバイトを少しした程度である。母親は子育ての傍ら，当時珍しかった知的障害者の相談員をしていた。また年の離れた姉がいるが，現在はほとんどかかわりがない。

Bさんは下町で生まれ育った。その地域は近年鉄道駅ができて便利になったため，新しいマンションがたくさん建ち，若い人が増えた。しかし駅を少し離れると依然として昭和の香りを色濃く残した下町で

あり，アパートや戸建てのあいだに古い町工場が点々とある。たとえば薬局でも，患者さんと薬剤師がお互いのプライベートな生活の話をよくしているなど，下町的な人情が感じられる。

　Bさんはそんな地域の地下鉄駅にほど近い，古い低所得者向けのアパートに，生活保護を受けながら暮らしている。Bさんは，隣家から自分を嘲笑うような声が聞こえるという幻聴のために，隣家に怒鳴り込むことを繰り返していた。そのために現在隣家は空き家で，今後もBさんが住んでいる限り入居の予定はないという。

　Bさんの父親は早くに亡くなった。母親は知的障害のあるBさんの世話に熱心な人で，統合失調症を発症してからは母親がBさんを連れて当院に通院していた。しかしBさん自身に病気だという認識はなかったため，母親が亡くなってしばらくすると受診しなくなった。母親の死後，生活保護を受給するようになり，金銭管理ができないため後見人が選任された。後見人，生活保護ケースワーカー，保健師，障害福祉課の担当者などさまざまな人がかかわるようになったが，定期的に通院して服薬することが必要であるとBさんに理解してもらうことはできなかった。Bさんは妄想の増悪を繰り返し，そのたびに隣家等とトラブルを起こしていた。これ以上トラブルが起こるとアパートでのひとり暮らしは継続できない，という段階になって，訪問診療を試してみることになった。

訪問診療の開始

　訪問してみると，Bさんは玄関のドアを開けっ放しにしており，ドアが風に煽られてバタンバタンと開いたり閉じたりしている。ドアには「東京都精神薄弱者相談員」の古い札がかけられている。

　家に入ると，Bさんはボロボロの和室に万年床を敷いて寝転がっており，そのまま話をする。「それでさ〜，でも〜」などとのんびりし

た調子で話す。話しながらニヤッと笑ったり，甘えてみたりと，人懐っこい魅力があった。Bさんはみずから病的な体験を話すことはほとんどなかったが，具体的に尋ねれば，「東京オリンピックのテーマソングを頼まれたんだよ」「今度学校に柔道を教えにくるように頼まれたんだよ」と答えるなど，妄想は慢性的にあった。

　Bさんは熊のように大柄で，髪とヒゲは伸び放題でボサボサだし，からだはやや不潔だ。だが，Bさんが家の周りを歩いている姿を見かけたときには，意外と下町の風景に溶け込んでいた。東京のなかでも新しいエリアでは，Bさんの風体を見て怖いと感じる人もいるだろうし，ジロジロ見る人もいるだろうが，下町ではBさんはあてもなく散歩したり，コンビニにご飯を買いにいったり，たまにはパブに行ったりもして，普通に生活しているように見える。

　当初，訪問診療をしたからといってBさんが服薬するようになるのかという点は疑問だったが，予想に反してBさんは自分で処方箋を薬局に持っていき，薬を飲むようになった。そして，きちんと服薬をしている限りは妄想に影響されて行動するということはないようだった。そうして2年半ほど訪問診療を続けた。

　あるとき，Bさんは，「近所の知り合いがちょっと顔見てくれるとか，ちょっと挨拶するとか，そんなのがいいんだよ」と話した。Bさんは知的障害もあり，あまり複雑なことを話さないが，支援者のかかわりは押しつけがましく，支援者でない普通の人とのささやかなかかわりこそがありがたい，と思っているようであった。それと同時に，Bさんが支援者のことを，「自分の理想とは少し異なるが，好ましい人とのかかわり」として受け入れているように筆者は感じていた。

　Bさんはその頃，おやつの食べすぎか，糖尿病のコントロールがとても悪くなった。Bさんのように精神疾患の病識がなく，不安定な場合，内科のクリニックに相談しても治療を断られることが多い。断ら

れることを覚悟で近所の内科クリニックに打診したところ，「本来は予約制ですが，院長外来の日でしたら，いつ来てもらっても対応します」とありがたい返事をいただいた。Bさんに受診を勧めてみると，意外にも受診するという。内科クリニックの看護師さんにも母親的な包容力があったようで，気に入り，食事のアドバイスなどに関心を示すようになった。

治療関係の混乱と精神症状の増悪

　しばらくするとBさんは，筆者に対して，「もう青木先生には来てもらわなくていい。クボタさんとは縁を切りました」と言うようになった。訪問すると相変わらず玄関の鍵は開いているが，万年床で狸寝入りをしており，話しかけても返事をしなくなった。訪問しても無視されることが二度三度と続いた。

　Bさんの突然の拒絶は，内科クリニックの受診と精神科の訪問診療が両方必要だということが理解できず，混乱したためと考えられた。しかし，Bさんの狸寝入りが拒絶の意思だとすると，本人の同意なく訪問診療を継続することになり，倫理的に許されるだろうかとずいぶん悩んだ。後見人や福祉担当者とも相談し，薬物療法を中心とした精神科治療を継続することがBさんの最大の利益につながると考えられるため，訪問診療は継続する方針とした。処方箋は薬局に預けて内科の薬と一緒に調剤してもらうことにし，その旨を狸寝入りしているBさんに伝えた。

　その後，残薬の日数が合わなくなり，朦朧として会話も成り立たないといったことが起こるようになった。コンビニで動けなくなったり，道ばたでしゃがみこんでいたりと，普段と違う様子がみられた。訪問看護の頻度を増やし，薬剤師が様子見がてら自宅まで薬を届けるなど支援体制を強化したものの，Bさんの状態はどんどん悪くなっていっ

た。処方薬を適切に内服できず，過量服薬状態になってせん妄につながっているのではないかと考えられた。せん妄がないときには妄想が前面に出ていた。「青木先生は左右の目の色が違う，不治の病にかかっていてもうすぐ死ぬ」と，筆者も妄想の対象になっていた。

　自宅生活の継続は危険と思われ，入院調整をしつつ，退院後の長期的な支援の方向性を決めるためにケア会議を行うことになった。

　地域でも難しいケースとして有名で，しかし愛嬌もあったBさんにはたくさんの人がかかわっており，訪問看護，ヘルパー，民生委員，生活保護担当者，障害福祉課担当者，保健師，後見人が，当院に集まった。まずは入院が必要だが，退院した後どのようにBさんを支えていけるのかについて，めいめいがBさんとのかかわりのなかから感じていることを出し合った。独居に再チャレンジするのか，それとも精神科病院で長期入院をするのか，ということが焦点であった。筆者自身はできればもう一度自宅に戻ってもらいたいと思っていたが，筆者が妄想の対象となっており，訪問診療が再度受け入れられる保証はなく，安定した自宅生活にどうやったら戻れるのかという点で，具体的な作戦は思い浮かばなかった。考えられる支援はすでにほとんど行っていたのである。他の関係者はリスクを好まないだろうと思っていた。しかし予想外にも，もう一度だけ自宅生活にチャレンジしてみようということで話がまとまった。関係者におおらかで地域志向の人が多かったから，そうした結論になったのだとそのときは思ったが，結局，Bさんの憎めなさ，愛嬌のあるところを好意的に捉えていた支援者が多かったのだろう。

訪問診療の再開

　Bさんは3ヵ月ほどの入院治療でせん妄が改善し，妄想も落ち着いて，当初の愛嬌を取り戻して退院してきた。自宅での生活を継続する

には訪問診療が必要だと説明したところ，Bさんは，「先生は『こんにちは一』と言ってドアを開けて入ってくる。あれをやめてほしい。インターホンを鳴らしてほしい」と言った。いつもドアを開けっ放しにしており，風とともに閉じたり開いたりしていたので，筆者はそれまでインターホンを鳴らすということは考えていなかった。訪問診療は患者さんの生活の場に入ることである。「お邪魔します」という礼儀，訪問の場で見えるものは症状ではなくその人の生活であると考えることが必要だと，反省させられた。

　その後の訪問ではまずインターホンを鳴らしている。Bさんはインターホンを鳴らすと出てきてドアを開けてくれる。そしてまた万年床に寝転がって，ニヤニヤしながら診察を受ける。退院後，精神症状は奇跡的に落ち着いている。「俺，結婚するんだよー，（相手は）びっくりするような人だよ」などと妄想を話すこともあるが，日常生活に影響することはない。後見人が2ヵ月に1回持ってくる生活費が十分管理できず，月末に足りなくなるという問題が起こる程度である。そんなときは訪問の際に，Bさんが募金のために大量に貯めている5円玉を100枚数えて，100円玉5枚に交換したりした。2ヵ月に1回ではなく毎月お金を渡すようにしたほうがよいのではないかと思ってはいるが，大きな問題が起こらない限りは本人の意思を尊重している。本人の希望を受けて訪問看護やヘルパーも少しずつ減らし，入院前と比べると，人数や時間的にみてケアはずいぶん手薄になった。そのぶん，気づいたことは積極的に共有している。

　退院後5年ほど経過したが，深刻な幻覚妄想状態になることも，支援の拒絶が起こることもなく，落ち着いて独居生活を続けている。

●訪問診療コーディネーターのポイント
・入院に際してケア会議を行い，複数の支援者で話し合うことで，再度自宅生活にチャレンジするという一見難しい選択をし，必要な支援を調整することができた。

▶**症例のポイント**

　支援者が必要と考える支援と，患者さんが求めている支援はしばしば異なる。筆者は，ギリギリ大丈夫なら患者さん本人の意思を尊重する，本人が自由にできる余地を残すというやり方が，患者さんの生活の満足度を高め，安定につながっていくのではないかと思っている。これはリスクもあり，支援者の心配や，細かな気づきを共有する連携などの手間が増えるやり方でもあるのだが，かかわる支援者がこの方針に賛成しているというのはとても貴重なことである。支援者も不安である。支援を強化することによって，安心したい気持ちもある。しかし訪問支援は患者さんの生活の場で行われるため，強化しすぎると息苦しく感じられることもあるだろう。患者さんが気楽に自由を感じて過ごすことができる時間も大事である。状態を見極めながら引き算の支援をすることも，場合によっては重要ではないだろうか。

　本症例のように，訪問診療においては治療への同意に慎重な検討が必要なケースが多くある。治療への同意は重要だが，杓子定規になりすぎては，本質的な利益を損なってしまう。状況に応じて，どこまでのかかわりが許容されるのかについて，関係者とよく協議することが求められる。

　また，支援の方針決定をするために支援者同士が密に連携をとり，協力体制を築くことが欠かせない症例だった。そのためにケア会議が有用であった。

〈エピソード〉小銭の募金

　Bさんは，いつも枕元に小銭を積み上げている。「募金するんだ
よ」という。しかし，実は知的障害のために，買い物をしたときに小
銭をうまく使うことができないのだった。そのせいで，小銭が大量に
たまってしまう。最近では銀行で両替をするにも手数料がかかるため，
後見人も小銭の扱いに困ってしまい，本人の同意を得てチャリティー
活動に募金をした。以後，小銭をためて募金するという習慣ができた。
今となっては，募金が生活の1つの楽しみになっているようだ。

第6章

日常生活が少しでもよくなるように支援する

　支援者，とくに医師は，患者さんの精神症状に注目し，それを通じてその人を理解しようとすることが多い。しかし，訪問診療では，幅広く患者さんの生活に触れる機会がある。改善することがとても難しい，あるいは不可能な精神症状や障害をもっている人であっても，実はそれらは生活の一部でしかないことに気づかされることがある。

　中井久夫は，治す（cure）ことができない患者はいるが，ケア（care）できない患者はいないと述べている（中井 2007）。地域の訪問診療においては，日常生活のなかのちょっとした楽しみやリラックスできる時間を大切にするケアが求められる。支援者がそのような視点をもつことで，大きな手間や時間をかけなくても実現できることもあるのではないだろうか。ケアを通じて生活の質が高まることは，ひいては薬物療法以上に精神症状の改善につながるのではないかと考えている。

［症例3］慢性の幻覚妄想に苦しむ孤高の高齢男性
──「とにかく幻聴がつらいです」

生活歴

　Cさんは慢性期の統合失調症を抱える60代の男性だ。下町の住宅街にある古い一軒家でひとり暮らしをしている。

　Cさんは現在の住まいの付近で生まれ育った。4人きょうだいの次男だが，兄は自殺している。詳細はわからないが，精神疾患であったかもしれない。Cさん自身は20代前半で統合失調症を発症したようだ。関東近郊の精神科単科病院に1〜2年の入院を3回ほどしたことがあり，その合間にはデイケアに通ったりしていた。

　30歳を過ぎてからは入院をすることなく，ほぼ自宅にひきこもっていた。都内の精神科病院への通院を経て，15年ほど前から当院に通うようになった。当時，当院はCさんの自宅から一番近い精神科の医療機関だったが，それでもバスを乗り継がなければ通院できない。次第にCさんは通院が不規則になり，困った家族が相談に訪れていた。Cさんは慢性的な幻聴や体感幻覚があるようで，家族の話からCさんの苦しさが伝わってきた。自分を攻撃してくるような幻聴，からだを痛めつけられているという体感幻覚，近隣に住む誰かから攻撃を受けているという妄想に影響されて，数年に1回，隣家に怒鳴り込むことがあったが，措置入院に至ることはなかった。生活全般は近くに住む弟夫婦が支援していた。通院が途切れがちなCさんを支援するために，訪問診療を導入することになった。

訪問診療の開始

　初回訪問の際は，「先生たちだけだとお兄さんがびっくりされると思うので」と，義妹と家の近くで待ち合わせ，一緒に訪問した。義妹

は，Ｃさんの生活の様子や幻聴幻覚などについて，冷静に説明してくれた。その際，彼女がＣさんを「お兄さん」として扱い，丁寧に接していることが垣間見られた。重たい精神症状のある家族を支えていくことは難しく，嫁の立場ともなればなおさらと思われるが，彼女は家族として淡々と，しかし敬意をもって接していることが印象的であった。

　Ｃさんは持ち家に住みつつ生活保護を受けていた。廊下の端には長年のホコリが積もっている。古い台所は長く使われておらず，油のシミがこびりつき，やはりホコリが積もっていた。台所には古いテーブルと傾いた椅子が置かれていた。台所の隣には6畳ほどのＣさんの居室があった。古いベッドは中央が陥没し，襖は煤けて破れ，床には古い新聞や雑誌が所狭しと積み重なって足の踏み場もない。しかし壁には50インチはあろうかという新型のテレビがあった。そして部屋中タバコの煙が充満していた。

　当のＣさんは，でっぷりとした肥満体型で，あまり風呂に入らないのか，からだも髪も衣服も清潔とはいえなかった。しかし壊れた黒縁メガネとタバコが妙に似合い，売れない文豪といった趣のある風貌をしていた。

　Ｃさんは，「とにかく幻聴がつらいです。自分のことをいろいろ話している。体感幻覚もつらい。からだを痛くされるんです。それがつらくて夜も眠れないんです。あ，今もやられてます！」と，症状のつらさを話した。その様子からは，「幻聴」「体感幻覚」という言葉を使いつつも，これらの症状がＣさんにとって実体験であり，距離のとれないつらいものであることがうかがわれた。

　Ｃさんがかかわりをもっていたのは，ずいぶん前から弟夫婦だけであった。そのため，まずは訪問診療に慣れてもらうことを第一に考えることとした。毎回到着前に義妹に電話をし，義妹か弟に同席しても

らった。当初は「昨晩は幻聴がひどくて眠れなくて」などと話し，訪問診療に対して緊張している様子がみられたが，だんだんと慣れてきたようだった。そうすると，弟夫婦に連絡がとれずやむなく直接訪問した際にも，椅子やスリッパを準備してくれ，落ち着いて対応してくれるようになった。

　幻聴や体感幻覚については，定型的な発言が続いた。毎回同じように苦痛を訴えた。それに対して当初は薬剤調整を試みたが，目立った改善はなかった。治療抵抗性の統合失調症であり，一度入院して薬剤調整や電気けいれん療法等を試してはどうかと考えたものの，Cさんは「入院だけはしたくありません」と否定的だった。なんとかしてCさんの苦痛を軽減できないものかとずいぶん頭を悩ませたが，結局，本人の負担にならないよう気をつけつつ，かかわりを続けることで，じわじわと苦痛が軽くなることを期待することとした。

楽しみへの気づきとかかわりの変化

　Cさんの言葉だけを聞いていると，絶え間なく続く幻聴と体感幻覚に24時間苛まれているようである。しかし訪問を続けるうちに，日々の生活のなかにちょっとした楽しみがあることに気づいた。たとえば，筆者の訪問の時間帯はだいたい午後2時頃だったのだが，いつもテレビの国会中継がついている。春夏は高校野球であった。訪問先でも高校野球を見ている家はとても多いため，筆者は断片的に試合経過を知ることになる。「今の試合，どうなっていますか？」と尋ねると，「○○高校がまたホームランを打って」などと経過を教えてくれた。思った以上に高校野球をしっかりと観戦している様子である。野球が好きなのかと思い，尋ねてみると，高校野球が好きなこと，昔は野球をやっていてキャッチャーだったこと，プロ野球ではあるチームを応援していることなどを話してくれた。おそらく夜はプロ野球中継

を見ているのだろう。以後はたまに野球の経過についても尋ねるようになった。「最近は（ひいきのチームは）調子がよくないですね」と話しかけると，Ｃさんは「調子が悪くて本当に嫌になりますね」などと応じてくれた。また，幻聴が少ないときは，近くのコンビニで菓子パンを買い，銭湯に行くのを楽しみにしていることなどもわかった。

　そうするうちに，Ｃさんは筆者の訪問に合わせてタバコの煙が充満した部屋を換気してくれるようになり，訪問を受け入れている様子が伝わってきた。

　また，訪問では，血圧を測り，痛みのある部分を診察し，定期的に血液検査を行った。体感幻覚の詳細を毎回くわしく聞くよりも，血圧を測ったり，「ここをやられていて痛いんです」という場所を診察したりすることが，「Ｃさんをサポートしたい」というメッセージになるのではないかと考えたのである。2年ほど訪問診療を続けたところで，そろそろもう少し訪問サービスを増やせるのではないかと考え，Ｃさんに提案したところ，月2回ならば，ということで訪問看護を開始することができた。

　Ｃさんは相変わらず幻聴や体感幻覚のつらさを訴えているが，銭湯に行く頻度は増え，症状がいくらか弱まったのではないかと思われる。また，訪問診療を続けるなかで，徐々に支援者に対する緊張はほぐれていった。Ｃさんのように症状が重たい人も，病気は生活の一部にすぎず，豊かとはいえないまでもいくつかの楽しみをもって生活していることに気づかされた。

●訪問診療コーディネーターのポイント
・家族がケアを一手に担っていた症例であり，支援を調整するうえで家族への気遣いが重要。訪問看護ステーションを選ぶ際にかかわってもらうことで，家族の思いを反映した。

▶症例のポイント

　Ｃさんは精神症状が強く，当初は常に幻聴や体感幻覚に苦しんでいるように見えた。また，口数少なく，会話は定型的な内容に終始し，生活を具体的にイメージするのが難しかった。しかし，見ているテレビ番組に注目することで，Ｃさんが野球ファンであることがわかり，そのことがきっかけで会話の内容に広がりが出た。コンビニに買い物に行ったり銭湯に行ったりすることを楽しんでいることもわかった。健康な部分を大切にして支援をすることで，結果的にＣさんの精神症状はいくらか和らいだように思う。

〈メモ〉診察中の雑談

　訪問時の会話には，①精神症状の話と，②それ以外の生活についての話や雑談がある。訪問を重ねていくと，②が次第に多くなってくる。そういうときは支援としてうまくいっているように思う。生活の話題を増やすには，患者さんの関心や趣味に気づくことが必要である。患者さんの関心や趣味がまだわからない段階では，天気の話や，家の近くの出来事（新しくできた建物や店，地域の行事など）について話しつつ，患者さんがどのようなことに興味をもっており，どの程度自宅の外へ関心が向いているのかを探るようにする。ただし，ベースに自閉スペクトラム症がある場合など，雑談が苦手な人もいることに注意が必要だ。

［症例４］突然の失明に自暴自棄になった中年男性
──「死んだってなんだっていいんだよ！」

生活歴

　Ｄさんは，下町に生まれ育った50代の男性である。元来感情の起伏が激しい江戸っ子的な性格の人であったようだ。両親はＤさんが若い頃に亡くなっており，両親から引き継いだ古い一戸建てでひとり暮らしをしている。若いときから建築の作業員をしていた。健康に気をつけるなどということはなく，酒もタバコもやりたい放題だったらしい。

　１年ほど前，Ｄさんは突然，失明に近い視覚障害になった。未治療の糖尿病による糖尿病性網膜症が原因であった。

　家のなかではぼんやり人や家具の影が見え，手で壁を伝ってトイレに行ったりできる程度の視力は残ったので，Ｄさんは生活保護を受給しつつ，ひとり暮らしを継続することになった。ヘルパーを利用するようになり，内科通院を開始したものの治療に前向きでなく，インスリンの指導を受けてもまったく学ぶ意欲がない。「どうせもう目が見えるようにはならないんだし，死んだってなんだっていいんだよ！」と投げやりな言動を見せ，食事の量も減った。そして自宅で首吊り自殺をしようとしているところをヘルパーに発見され，生活保護ケースワーカーが精神科を受診させたのであった。

　受診時，Ｄさんは，「死ねるなら死にたいですけど，死のうとしたってどうせ死ねないんで」と自暴自棄な言葉が目立った。「なんで俺が精神科に来なきゃいけないんだよ」と受診に対しての不満も強く，往診ならばかろうじて受け入れてもらえたため，訪問診療を導入することになった。

訪問診療の開始

　訪問を開始した後もDさんは不機嫌で，ぶっきらぼうに「とくに変わりありません」と話した。「何か少しでも楽しめるものはないですか？」と尋ねても，「どうせ目も見えないし，何もありませんよ。外にも行けないし，自分では何もできない」という。生活保護ケースワーカーに言われてしぶしぶ訪問診療を受け入れているといった感じで，なかなか信頼関係が築けなかった。何かできることがないかと考え，働きかけをしようとすると，Dさんは拒否したり怒ってしまったりするため，他の支援者も，どうにも支援が難しい人であると匙を投げてしまっていた。ケアマネジャーもケースワーカーも，ほとんどDさんを訪問していなかったようだ。

　筆者はまず，「Dさんの生活の不自由さはなんともしがたい，気持ちが落ち込んだり投げやりになったりイライラしたりするのも当たり前だと思う」と伝えた。そのうえで，「Dさんのしんどさを劇的によくすることはできないかもしれないが，どうしたら少しでも気持ちよく過ごせるか，一緒に考えさせてほしい。そのために，2週間に1度，訪問させてほしい」と話した。Dさんは「まぁ，来るだけならいいですよ」と，不承不承ながら訪問を受け入れてくれた。まずDさんのしんどさを認め，それが簡単には改善できない大変なことであると伝えたことで，不満そうな態度のなかにもわずかに受け入れの姿勢を見せてくれたように感じられた。

生活の楽しみに注目したケア

　筆者は訪問のたびに，Dさんがどのように過ごしているのかを尋ね，生活の質を少しでも改善するヒントがないかを確認していった。たとえば食べ物はどんなものが好きなのか，自分で選べているのか，テレビはどんな番組を見るのか（見るというよりも聞いているのだが），ヘルパ

ーとは何気ない会話をするのか，などである。Dさんは「食べ物はヘルパーに適当に買ってきてもらうんです。一緒に行って好きなものを買いたいですけど，自分が一緒に行くと時間がかかって，時間切れになるんですよ。もし一緒に行けたとしても，見えないから何があるのかいちいち教えてもらわなきゃならない。それはできないんで」と言い，日々の食事というわずかな楽しみすら実は我慢していることがわかった。

　また，歌番組が好きだが，Dさんの世代に合う番組はなかなかなく，CDのレンタルに行きたいと思っていることもわかった。ヘルパーの利用時間・目的の制限はもちろん守る必要があるのだが，Dさんが少しでも気持ちよく過ごせるように調整可能なこともある。しかし，Dさんがそのような希望を自発的に口にすることはなく，決められた支援を使い，それ以外のことは我慢しなければならないと思い込んでいるようであった。Dさんは支援者の提案をはねつけて困らせているようなイメージがあったが，実は本人なりに支援者に対してずいぶん気を遣っていたのである。

　「そういうことならば，もしかしたら調整できるかもしれません。ケアマネジャーさんに相談してみたらどうでしょうか？」と提案すると，Dさんは「いや，そんなことは頼めないんで」と乗り気ではない。何かを頼んで断られたり，迷惑がられたりするのを避けているようでもあった。「じゃあ，私もケアマネジャーさんとお話ししたいことがあるので，ついでにそのことを話してもいいですか？」と持ちかけると，「まぁ，それならいいですよ」と言ってくれた。本人の了解をとりつつ，気づいたことをこまめにケアマネジャーやヘルパー事業所と共有し，Dさんが自然に買い物に同行できるようにしたり，通院の帰りにCDのレンタルショップに少しだけ立ち寄れるように調整してみたりした。他にも気づいたことがあればどんどんヘルパーと連絡をと

って調整を試みた。

　そうこうしているうちに，２年ほどかけてＤさんの態度は徐々に軟化し，支援者を拒絶したり攻撃したりすることが少なくなった。「今の生活は不自由でしんどい。正直，気持ちも落ち込む。こんなことなら死んでしまいたいとも思う。でもなんとか我慢できています」などと話すようになった。以前は「こんな姿を見せたくない」と古い知人も拒絶していたが，知人が自宅を訪問するのを時々は受け入れるようにもなった。

　こうした落ち着いた態度がさらに１年ほど続いたため，Ｄさんに外来通院を提案した。「なぜ行かなければいけないんだ，今まで通り先生が来ればいい」と相当の反発があったが，「まあまあ，お試しでもいいですから」と外来通院に切り替えたところ，しばらくして安定した。通院は待ち時間があり，時間がかかる。しかし，Ｄさんは通院同行のヘルパーとしゃべったり，「待ち時間が長い」と文句を言ったりしながら過ごすことが気に入ったのではないだろうか。Ｄさんにとっては，自分の希望をふまえて一緒に動いてくれる人がいることが重要だったのだろう。

　●訪問診療コーディネーターのポイント
　・生活の質の改善のために試みたいことは，障害福祉サービスが直接
　　対象としていないことが多い。そのようなときは，ある程度融通を
　　きかせてくれる事業者を選ぶことも考える。

▶症例のポイント

　独居で高度の視覚障害があり，生活の質を向上させるためにもヘルパーなどの公的な支援に頼る必要があった。障害福祉サービスの範囲を逸脱しないように気をつけつつ，サービスを利用して買い物や音楽

などを楽しめるように工夫することで，わずかであるが生活のなかに潤いを感じてもらえるように努めた。

　支援者は，Ｄさんを希死念慮があり易怒的な「困った患者」「厄介な患者」として警戒しながらかかわっていた。しかし，Ｄさんの拒絶の背景には，支援者への遠慮に加え，支援者に期待して落胆し，傷つきたくないという気持ちもあったように思う。訪問診療では，Ｄさんに少しでも生活の潤いを感じてもらえるよう，Ｄさんが支援者には頼めないと思っていた希望を，Ｄさんが傷つかないように配慮しつつ，代弁して伝えていった。その結果，なかには対応可能なこともあり，徐々にＤさんと支援者との関係をポジティブなものに修復することができた。そして，Ｄさんは支援者を自分の希望をサポートしてくれる存在として認識し，前向きな姿勢をもつようになっていった。

［症例5］高度の視力低下のなかで図鑑に熱中した中年男性
　　　　——「読めなくてもシルエットでわかります」

生活歴

　Ｅさんは生まれも育ちも下町の50代男性である。子どもの頃から人付き合いが不器用だった。興味も偏っていて，飛行機，とくに戦闘機に非常に強い関心をもっていた。

　大学まで進学し，電気工学を学んだのち，電気設計関係の仕事に就いた。しかし30歳頃に配置換えがあった際に，人間関係が複雑な新しい部署に適応できず，会社を辞めて実家にひきこもってしまった。以後は母親をこき使いながら，自室で飛行機に関する書籍やウェブサイトに没頭して過ごしていた。父親は，Ｅさんがひきこもっている間に亡くなった。その後はＥさんの母親に対する日常生活の要求はさらに激しくなり，気に入らないことがあると母親を怒鳴りつけたり暴力

を振ったりするようになっていた。

　Ｅさんは長いあいだ糖尿病に罹患していたようだが，健康診断にも行かなかったので，もちろん未治療であった。50歳頃からは，糖尿病を基盤として足の血流の障害が起こり，足に小さな傷ができるとすぐに感染を起こすようになった。ここまできて母親はＥさんに受診を勧めたが，Ｅさんは頑として受診しなかった。足の感染から壊死が起こり，Ｅさんからは異臭がするようになった。さらに網膜症による硝子体出血で，高度の視力低下が起こってしまった。症例４のＤさんほどはひどくなく，２cm大の文字ならば読める程度の視力低下だった。母親はついに救急車を呼び，Ｅさんを病院に連れていった。Ｅさんは糖尿病性網膜症と足の壊疽で数ヵ月に及ぶ入院を余儀なくされた。

　これ以上Ｅさんの面倒は見られないと母親が病院に泣きついたことで，相談員が介入した。Ｅさんを母親から世帯分離し，生活保護を受給したうえで，施設に入所するという方針になった。不幸中の幸いで，壊疽による歩行障害で介護保険を受給することが可能であったため，施設もスムーズに決まった。

　Ｅさんは抵抗することなく施設に入所したものの，母親から見捨てられたと思っているのか，以後は怒ることも文句を言うこともなく，一日中陰気な表情で，何事にも関心を示さず，無気力に過ごしていた。生活保護ケースワーカーは，Ｅさんが無気力になっているのを見て，精神科を受診させた。Ｅさんはうつ病と診断され，抗うつ薬治療が始まった。しかし施設の所在地とＥさんの歩行の能力から通院の継続が難しかったため，訪問診療に移行することとなった。

訪問診療の開始

　筆者らは訪問診療を開始すると，Ｅさんがどんなふうに生活しており，どんなものに関心があるのかを探っていった。すると，Ｅさんは，

施設の職員に対し，空調の温度や食事の量など，ちょっとしたことを相談するのを極端に遠慮していることがわかった。Eさんは口数が極めて少ないが，「ご飯は食べられていますか？」と尋ねると，「はい，でも量が足りない。すぐお腹が空くんです」と話した。たしかに配膳される食事を見ると，大柄なEさんには少ないように思える。「夜は眠れていますか？」と尋ねると，夏の暑さで夜もだらだらと汗をかいてしまい眠れないのだというが，空調の調節を施設職員に依頼してみてはどうかと提案しても，「はぁ，それはちょっと……言いにくいです」という。母親には何でもやらせ，思い通りにならなければすぐに怒っていたのが，真逆になっていた。母親から拒絶されたことで，どの程度までが適切な自己主張・要求なのかがまったくわからなくなってしまったようであった。

生活の楽しみを実現するための工夫

　ちょうどこの頃，図書館に視覚障害者・高齢者向けの文字の大きな本やオーディオブックがあることを知る機会があった。そこで，本に関心がないかとEさんに尋ねてみたところ，「はぁ，本は読めるなら読みたいです」と興味を示した。区立図書館に問い合わせをし，視覚障害者向けの本はヘルパーなど代理人が貸し出し・返却できるのか尋ねてみると，視覚障害者向けに，図書館職員が出張して本人の興味に応じた本を貸し出し，読み終わったら交換するサービスがあるのだという。しかも無償である。Eさんと生活保護ケースワーカーに説明し，サービス利用の申請をしてもらった。その後すぐにサービスは開始された。

　その後の訪問で「図書館の本はどうですか？」と尋ねると，Eさんは数冊の本を見せてくれた。てっきり視覚障害者向けの大きな活字の小説などを利用するのかと思っていたが，Eさんが熱心に読んでいた

のは戦闘機の図鑑だった。「戦闘機に興味があるんですか？」と尋ねると、「はい、昔から好きで……」という。そこで初めてＥさんが根っからの戦闘機・飛行機オタクであることを知った。図鑑の文字は細かく、「こんなに字が小さいと読めないでしょう？」と聞くと、「読めません。戦闘機の写真や図のシルエットを見ています」という。「シルエットを見るのは面白いですか？」と尋ねると、「シルエットでも何か（どの機種か）わかることもあります。細かいところは頭でイメージします」と話し、日中は図鑑に没入して過ごすこともあるようであった。

　無口ですっかり自己主張できなくなっていたＥさんが、初対面の図書館職員に対して戦闘機に関する書籍をリクエストし、図書館職員が、視覚障害のあるＥさんにも多少見えるかもしれないと考えて図鑑を選んだであろうことを想像すると、微笑ましい気持ちになった。依然としてＥさんの憂うつそうな表情は変わらない。しかし、それまではただ無為に過ごしていたのと比較して、多少なりとも関心があることをして過ごせるようになったのは重要なことだろう。Ｅさんは今も図書館のサービスを継続して利用している。

▶症例のポイント

　精神疾患と視覚障害が合併した独居の患者さんでは、生活の質を改善するためにできることが容易には見つけられないことが多いが、Ｅさんの場合は幸いにも公立図書館のサービスを使うことができた。そこで戦闘機に関する本を利用することで、それまで無為に過ごしていた時間が、趣味に没頭する時間に変わった。さまざまな障害をもつ人が利用できる資源が地域にないかと日頃からアンテナを張っておくことが大切である。

　なお、Ｅさんはセルフケアができず、適切な受療行動がとれなかっ

たことが糖尿病性網膜症につながっていた。もう少し早く支援者の介入が始まっていれば、あるいは視覚障害にならずに済んだかもしれない。精神障害がある人は、精神障害がない人と比較して寿命が短いことが知られている。これはセルフケアが不十分であったり、医療機関を受診しなかったり、受診しても精神疾患があるからという理由で適切な対応がなされなかったりするためである。高度な合併症を未然に防ぐために、精神疾患がある人の身体的な健康には日頃から注意を払っておきたい。

〈メモ〉自閉スペクトラム症が基盤にある人たち

　自閉スペクトラム症が基盤にあると思われる人に出会うことがある。ストレスに対して精神病症状や抑うつをきたし、統合失調症やうつ病として治療されてきた人も少なくないが、訪問をしてその生活ぶりを見ると、自閉スペクトラム症の特徴に気づく。筆者は、ここであえて診断名を変更したり、自閉スペクトラム症の特徴について患者さんに説明したりはしていない。だが、基盤にある自閉スペクトラム症を意識することが、その人に合った支援を考える際には大切である。薬物療法よりも環境調整が重要になってくる。Eさんの場合、強い興味の対象である戦闘機に注目することが支援を役立つものにする契機となった。

〈メモ〉簡易宿泊所や貧困ビジネス

　患者さんの住まいが、支援者から見ると劣悪な環境であることを時折経験する。精神症状や日常生活の障害のために整理や清潔保持ができていない場合もあるが、簡易宿泊所のような貧困ビジネスともいえるような場所に住んでいる場合もある。こうした場合には、患者さん

の基本的なニーズが満たされているのか，不適切な金銭的搾取を受けていないかなどをさりげなく観察する必要がある。

●訪問診療コーディネーターのポイント
・住まいの性質は意識しつつも，実際に利用者がどのように生活しているのかをよく把握しておくことが重要。生活実態を支援者の見方で判断せず，利用者のニーズが満たされているのかという視点をもつ。
・現在の住まいが医療や支援サービス導入のためのステップになることもあり，頭ごなしに否定しない。生活の場のステップアップも適宜考えていく。

第 7 章

粘り強く関係を構築する

　訪問診療を行う症例のなかには，関係構築が極めて難しいケースが存在する。粘り強く訪問を続ける一方で，同意がないのに支援を押しつけることがないように注意が必要だ。

　粘り強く訪問をするなかでは，押し引きのバランスが重要になる。"押し"は，治療の必要性を冷静に説明したり，治療上守ってもらいたいことや気をつけてもらいたいことを説明したりすることである。一方"引き"は，本人の受け入れられる範囲でのかかわりを続けることである。また，押し引きとはやや異なる側面からのアプローチ，すなわち本人の健康な部分——好きなことや趣味——に着目して関係を構築することも有効である。

　なかには，患者さん本人には精神症状に対する理解がなく，治療への同意も限定的だが，症状が非常に深刻で生活が破綻しているなど，支援の必要性が極めて高いケースもある。そのような場合には，家族に加え，保健所や生活保護ケースワーカーなど公的な関係機関・支援者と情報共有や協議をしつつ，訪問診療が可能かどうかを判断したうえで，かかわりを継続する必要がある。

［症例6］近隣への被害妄想から孤独に暮らす高齢女性
—— 「近所の人から悪口を言われるのも当然なんです」

生活歴

　Ｆさんは妄想性障害を抱える60代の女性である。地下鉄駅から遠く，町工場と古い住宅が多い地域に幼少時から住んでいる。3人きょうだいの第二子であるが，両親，兄，弟はすでに亡くなっている。

　Ｆさんは幼少時のことは積極的に語らず，よくわからない。地域の中学校を卒業した後，家の手伝いをして過ごしていた。若い頃から人付き合いはほとんどなく，家にこもりがちであった。時々ひどい頭痛や吐き気で寝込み，慢性的に不眠を抱えていたという。父親はＦさんが成人してすぐに亡くなった。母親の年金，そして兄が近くの工場で働いて得た賃金で，母親，兄，Ｆさん，弟が生活していた。弟は仕事をしたことはなく，ひきこもりがちだった。

　Ｆさんが30代後半のときに母親が大腸がんであることがわかり，数年間の闘病を経て亡くなった。その間，Ｆさんと兄で母親の看病をしていた。その後数年経って，弟の奇妙な行動が目立つようになった。Ｆさんによれば，家にゴミを溜め込み，風呂にも入らず，排泄物を垂れ流しながら近所を歩いたり，大声で叫んだりと大変だった。そのために近所の人から疎まれていると感じていたという。弟の行動は何年も続いたが，受診することはなく，また保健師などがかかわることもなかった。弟はＦさんが40代後半の頃に亡くなり，その後は兄と2人で生活していた。その兄もＦさんが50代前半のときにがんであることがわかり，数年間闘病して亡くなった。

　Ｆさんは50代半ばでひとり暮らしになり，生活保護を受給するようになった。その頃から，近所の人から悪口を言われている，近所の子どもからジロジロと見られている，誰かから盗撮されていると感じ

始めた。強い不安を感じ落ち着かず，近所の人から嫌がらせを受けている苦痛や不安を生活保護の担当者に繰り返し訴えたため，担当者が説得し，同伴して当院を受診した。

　Ｆさんの感じている嫌がらせが，はっきりとした声の幻聴なのか，言われているように感じるという被害関係念慮なのかはよくわからなかった。Ｆさんは「弟があんなにひどいことをずっとしてきたんですから，近所の人から悪口を言われるのも当然なんです」と話した。Ｆさんはそもそも受診に前向きではなく，継続通院の同意は得られず，往診ならばかろうじて同意が得られたため，訪問診療を行うこととなった。

訪問診療の開始

　Ｆさんの自宅は下町のバス通りから１本入ったところにある。昭和30年頃に建てられた，台風が来れば屋根や窓が吹き飛んでしまいそうな古い家である。６畳の和室，２畳ほどのスペース，台所と一直線につながった細長い家だ。壁は破れ，台所の床は抜けているところもある。もともと勝手口だったドアは壊れており，きちんと閉まらず，Ｆさんが餌をやるため立派に太った野良猫が出入りしている。夏は冷房がないためとても暑く，反対に冬は日当たりが悪く窓も開け放しているため屋外よりも寒いが，暖房器具は古いこたつが１つあるのみだ。寒いので窓を閉めてはどうかと言ってみても，「換気をしたほうがいいでしょう？　夜は閉めています」と独特な生活習慣を変えようとはしない。

　Ｆさん自身はやせ型の小柄な女性である。家は，いったいどんな人が住んでいるのかと思わせるような外観であるが，Ｆさん自身も人目をひく風貌だった。表情は硬く，猜疑的で，大昔の女学生のような服装をしている。何回か，買い物帰りのＦさんを見かけたことがあるが，

チューリップ帽を目深にかぶって周囲を警戒しているような様子であった。家や風貌からは，Ｆさんの感じている視線や悪口は本当かもしれないと思わされた。近所の人や子どもたちも，きっとＦさんのことをジロジロ見てしまうだろう。

　訪問すると，Ｆさんは訪問を迷惑に思っているかのような仏頂面で出てくる。昼間は本を読んでいることが多いようで，いつもこたつの上に何冊かの本が置いてある。本はもともと弟が買ったものだということであったが，Ｆさんが読んでいるものを観察すると，「ホロコースト」「中世魔女裁判」「マルテの手記」といった迫害や孤独を感じさせるテーマの本が多く，Ｆさんも弟も，周囲から受け入れられない孤独を長年感じていたのだろうかと想像した。嫌がらせはどうですか，と尋ねれば，「もう諦めているんです。だって仕方ないでしょ。弟があんなだったんだから……」と話した。

訪問診療でのかかわりを通じた変化

　Ｆさんが訪問に慣れてきた頃，控えめに服薬を提案してみたが，処方箋を頑なに受け取らなかった。また，日常生活に関する会話から信頼関係を築こうと質問しても，ことごとく興味のなさそうなそっけない返事をするのみで会話が続かない。

　処方箋は受け取ってもらえず，診察の場ではこれといった関係性の変化も感じられず，どのような目的と方針で，いつまで訪問診療を行うか迷っていたのだが，一方でＦさんは，生活保護担当者に不安を訴えることがなくなり，本人なりの安定した生活に戻っていたということに気づいた。訪問診療開始後は生活保護担当者もあまりかかわらなくなっており，訪問診療は唯一の他者との接点である。欲目かもしれないが，わずかな時間ではあるものの，訪問診療により継続的で安定したかかわりができたことがＦさんの不安を軽減したのではないかと

考えた。

　そのような目で観察してみると，変わらないように思える拒絶的な態度の裏に，Ｆさんなりに訪問診療を受け入れているのではと考えられるサインに気づいた。たとえば，いつも訪問の時間に合わせて玄関の鍵を開け，スリッパと座布団を準備してくれる。予定より早く訪問したときやＦさんが予定を勘違いしていたときには鍵は閉まっているし，スリッパも出ていない。そして，スリッパと座布団がしょっちゅう新しくなっている。家の調度品は30年は経っていそうな古いものばかりで，新しいものといえばスリッパと座布団だけなのである。また，Ｆさんはよほど寒くならなければこたつのヒーターを使わないのだが，訪問するとわざわざヒーターをつけてくれることもある。車が停められず訪問診療コーディネーターが一緒に訪問できないときは，「今日はいつもの方は一緒じゃないんですか」と尋ねてくる。そして「定期的に様子をうかがいにきてもいいですか？　私たちが来ることはＦさんの助けになっていますか？」と時々尋ねると，「ありがたいと思っています」といった肯定的な返事が聞かれるようになった。

　最近，Ｆさん宅の玄関先に雑草が生えてきたことに気づいた。何年も訪問しているが，そのようなことはこれまでなかったので，気になって雑草を抜かないのか尋ねてみたところ，「だってせっかく大きくなったんですから，抜いたらかわいそうでしょう」とのことであった。現在のＦさんは，依然として訪問診療以外の他者とのかかわりはないし，近所の人に関する妄想も持続している。しかし，この雑草のエピソードなどは，周囲から拒絶されているという気持ちや警戒心が少しずつ緩んできているサインなのかもしれないと感じつつ，訪問診療を継続している。

●訪問診療コーディネーターのポイント

・少しかかわりを増やしたいが，本人が拒否的。一方，電話で連絡すると，思ったよりもコミュニケーションがとれるため，電話などを用いたさまざまな支援のあり方の検討が有用かもしれない。

・生活環境が年々過酷になっているが（暖房器具が壊れ新調されておらず，冬場は屋外のように寒い，勝手口が閉まらない，など），周囲に迷惑をかけることがないため生活保護ケースワーカーの支援が得られず，どのようにかかわってもらうかが課題。

▶**症例のポイント**

　Fさんは，社会からの孤立が非常に深い状態であった。受診前の状況からは，孤独感が強まると被害妄想が悪化する可能性があると考えられた。訪問時にも緊張が強いことがうかがわれた。そのため訪問時は，元来対人関係が不得手で，社会的なかかわりが乏しいという本人の特性を踏まえて，Fさんが健康に過ごせているかを確認する，血圧測定や血液検査など身体面の診察を行うといった，あっさりとしたわかりやすいかかわり方を続けた。その結果，少しずつではあるが，明らかに訪問を受け入れるようになっていった。被害妄想も悪化せず，落ち着いている。このことからは，訪問診療がFさんの孤独を和らげ，安心感につながったと考えられる。しかし，本人から訪問診療に対するニーズが語られることが乏しいため，半年ごとにFさん自身の意向を確認し，同意のもとに訪問診療を行うようにしている。

〈エピソード〉ネズミ

　訪問中，Fさんの背後の勝手口あたりでササッと動く物影が見えた。勝手口は建て付けが悪くなっており，きちんと閉まらない。ネズミの

ようだと思ったが，かなり大きかった。「今，向こうで何か動きまし
たが，あれは何ですか？」と尋ねた。するとＦさんは，「あれはネズ
ミです。タマちゃんが歳をとって，ネズミをとれなくなったんです」
と大真面目な顔で説明した。「タマちゃん」はＦさんが餌づけをして
いる野良猫である。家のなかをネズミが闊歩しているのはもちろんよ
いことではないのだが，Ｆさんの大真面目な話しぶりに思わずクスッ
と笑ってしまった。

〈メモ〉野良動物とのかかわり

　訪問診療の患者さんには，社会とのかかわりが乏しく，孤立してい
る人が多い。そんな人たちが，野良猫や鳩などを餌づけしていること
が意外とある。患者さんにとっては貴重な交流であり，温かみを感じ
ることなのだろう。しかし，野良猫が繁殖したりベランダに鳩の巣が
できたりすると近隣トラブルにつながる。場合によっては転居を余儀
なくされることもあるため，それとなく注意をしておく必要がある。

〈メモ〉害がないことをわかってもらう

　被害妄想をもつ人にとって，周囲の人は自分に危害を加えてくる怖
い存在である。同じように支援者も自分に危害を加えるのではないか
と思われやすく，支援者は安全な存在であると実感できるまでには時
間がかかる。そのようなとき，血圧測定などの健康管理や日常生活支
援は，害のないことが患者さんにとってわかりやすいかかわりである。
これらを通じて関係を構築していくことが，支援者は安心な存在だと
感じてもらううえで大切なステップになるのではないだろうか。

［症例7］両親を失い，支援を拒否していた障害のある中年男性
——「ヘルパーさん，来ない」

生活歴

Gさんは軽度知的障害を伴う自閉症の40代の男性である。下町の工場が多く残る地域に建つ古いファミリー向けのマンションに1人で住んでいる。

幼児期，始歩の遅れはなかったが，始語は2歳と遅く，言葉が出てからもオウム返しが目立った。知的障害と診断され（当時は自閉症とは診断されなかった），小学校から特殊学級に通い，養護学校の高等部を卒業した。その後は自宅に閉居していた。Gさんには弟が1人おり，重度の知的障害と軽度の脳性麻痺があった。福祉はGさんの弟へのかかわりを模索していたが，Gさんの両親は福祉サービスに対して拒絶的で，両親がすべてのケアを担っていた。

Gさんが40代前半のとき，母親が亡くなった。その後は父親がGさんと弟の面倒をみて生活していたが，父親だけでは弟の世話が難しくなったため，ヘルパーが弟を訪問するようになった。ヘルパーは優しい穏やかな女性だったようで，Gさんのことも気にかけていたらしい。

母親が亡くなった翌年に突然父親も亡くなった。父親は自宅で寝ているあいだに亡くなったのだが，Gさんと弟は父親が亡くなったことが理解できず，ヘルパーが訪問するまで数日間，遺体とともに過ごしていた。父親は寝ていると思っていたらしい。障害が重い弟はすぐに施設に入所し，ヘルパーも来なくなり，Gさんだけが残された。障害福祉課がかかわり，保佐人が選任され，2ヵ月ごとに生活費を手渡すようになった。保佐人との関係は不安定で，保佐人が生活費を持って訪問しても，Gさんはドアの郵便受けに生活費を入れてくれるように

置き手紙をして居留守を使うことがあった。しかし，Ｇさんは受け取ったお金で弁当を買い，ゴミを捨て，極端に不潔にはならない程度に入浴もするなど，一見して大きな問題はなく生活していた。

　父親の死後 1 年ほどした頃，Ｇさんはマンションのエレベーターの扉や隣家のドア，給湯器などを金槌で叩いて傷つけるようになった。隣家の住人が警察に通報し，保佐人，障害福祉課にも連絡が入った。隣人はＧさんの退去を要求し，マンションで大きな問題になった。Ｇさんの話はたどたどしく，なぜＧさんがこのようなことをするのか理由はよくわからなかった。この問題に保佐人や障害福祉課が介入しようとしたところ，Ｇさんはかかわりを拒否するようになり，誰が訪問してもドアを開けてくれなくなった。

　この頃，Ｇさんは家の郵便受けに保佐人に宛てた手紙を入れておくことが何回かあった。手紙には，「私の初恋のヘルパーさんに会わせてもらえず幸せを奪われました」「ヘルパーさんは他の家には行くけど私の家には来ません」「イライラしてドアを叩いてしまいます，叩かなければ圧迫感でどうにかなりそうです」など，ヘルパーに会えない不満が細かい文字で紙いっぱいに書かれていた。対応に困った保佐人，障害福祉課から，訪問診療で相談に乗ってもらえないかと依頼があり，訪問することになった。

訪問診療の開始

　Ｇさんは以前からの支援者も拒絶しており，当初は，訪問しても居留守を使われてしまい，会うことができなかった。Ｇさんが保佐人に宛てた手紙をドアに貼っておいたり，それに対して保佐人が生活費を郵便受けに入れたりしてやりとりしていた経緯から，どうやら手紙は読んでもらえそうだと考え，郵便受けに手紙を入れることから始めた。クリニックの医師であること，会って話がしたいこと，次の訪問の予

定などを書いて郵便受けに入れた。

　何回か訪問したところ，Gさんはやっとドアを開けてくれ，室内に入れてもらうことができた。実際に会ったGさんは，おどおどとした様子の小柄な中年男性であった。会話はたどたどしく，ごく簡単な内容にとどまり，「お食事は召し上がっていますか？」と尋ねると「召し上がっています」と答えるなど，部分的なオウム返しが頻繁にみられた。話し言葉での表現力と，手紙など書き言葉での表現力に大きな差があることもわかった。これらの点から，Gさんは，知的障害を伴う自閉症であると考えた。コミュニケーションの難しさから，Gさんは，警察官や保佐人などに「なぜ金槌でドアを叩いたのか？」と尋ねられても，何を尋ねられているのかスムーズに理解できず，説明することもできなかったのだろう。また，尋問されるような恐怖感を覚え，拒絶して閉じこもってしまったのであろうと思われた。しかし，警察も支援者も，Gさんの自閉症の特徴によるコミュニケーションの問題に気づいていなかったことがわかった。

　そこで，Gさんが理解しやすいようにコミュニケーションをとることを第一に考え，なるべく短くシンプルな言葉で抑揚を抑えて話し，要点を紙に文字で書くようにした。「イライラしますか？」と尋ねると「イライラ……します」と答え，「なぜですか？」と尋ねると「ヘルパーさん……ヘルパーさん，来ない……でも，他の家，行ってる，見える」などと，ヘルパーに会えない苛立ちや，ヘルパーが通るのをマンションのベランダから眺めていることをたどたどしく話した。家のなかを見せてもらうと，障子，壁，棚のベニヤ板など至るところに穴が開いていた。エレベーターや他の家のドアを叩く前に自宅のなかを壊していたことがわかった。

支援者への態度の変化

　Gさんの問題行動は，唯一の支援者であったヘルパーへの恋慕や信頼が混ざった感情と，唯一の支援者を失った喪失感に基づいており，医療的な介入で問題行動そのものをなくすことは難しいと思われた。一方で，Gさんに負担が少ないかたちで複数の支援者との信頼関係を築くことができれば，問題行動も減るのではないか，少なくともGさんの様子の変化に気づき，今回のような大きな問題になる前に対応できるのではないかと考えた。支援者が1人だけでは，ヘルパーに対しての気持ちが切り替えられないという当初の問題を繰り返してしまう可能性がある。しかし，複数の支援者がかかわる体制ができれば，特定の支援者にこだわりが向かう可能性は低くなると考えた。そこで，保佐人と障害福祉課のかかわりを継続しつつ，訪問診療と訪問看護を開始して支援体制を作り，Gさんに安心して過ごしてもらえることを目指した。支援者は味方であること，Gさんの苛立ちや苦しさが理解できること，しかし器物破損をしてはならないことを，Gさんに伝わるように丁寧に説明したところ，定期的な訪問を受け入れてもらうことができた。また，苛立ちに対して少量の気分安定薬を処方した。結果として，訪問診療を開始した後は隣家のドアを金槌で叩くといった問題行動はなくなった。

　Gさんはパターン化された生活をしており，決まった支援者以外とのかかわりはまったくない。しかし，以前と比較してはるかに安定して支援者とかかわり，支援者の提案を受け入れることができるようになってきた。たとえば，FAXを購入し，緊急時にはFAXで支援者と連絡がとれるようにした。保佐人が季節ごとに衣服を買って持っていくと抵抗なく受け取り，着るようになった。また，近隣からの異臭の苦情をきっかけに，訪問看護師とともに洗濯機を使って洗濯するようになった。20年は使っているであろう汚れた古い布団を買い換える

ことにも同意し，布団を自分で粗大ゴミに出すことができた。

　このケースでは，支援体制を作り，支援者は味方であるとGさんに理解してもらえたことで，孤立が和らいだことが奏功したのではないかと感じている。その後は，安定してヘルパーを利用するに至り，特定の支援者へのこだわりや妄想も起こっていない。

●訪問看護師のポイント
・まずは顔を見て，血圧や体温を測定するような短めの訪問から始め，徐々に関係構築をする。
・利用者の生活のよいところに気づいたら，声をかけ，嬉しそうな表情などポジティブな反応がないか観察する。
・支援者がよかれと思って生活を変えすぎない。

●訪問診療コーディネーターのポイント
・本人が支援を受け入れるようになると，支援者は支援を強化してしまいがちだが，本人のニーズや暮らしやすさを常に考える。
・支援開始時は主に障害福祉課がかかわっていたが，障害福祉課，保健所の両者にかかわってもらうことが有益な症例であった。そのため，公的機関の集まりでケースとして紹介し，両者のかかわりを得るように努めた。

▶症例のポイント

　もともと社会とのかかわりがなく家庭内で守られて生活していた人が，保護者的役割の人を次々と失って孤立し，そのことを契機に妄想や苛立ちといった精神症状が出現した症例である。このようなケースでは，極端な孤立が解消され，安心感を得ることが精神症状の改善に

寄与するだろう。

　訪問診療では，公的機関，保佐人からの依頼を受け，まずは手紙を郵便受けに入れることから始め，ついで本人に対面したうえで，訪問診療の必要性を説明し，同意を得た。訪問の際は，Gさんがなるべく理解しやすいように，説明した内容を，文章やイラストで紙に書いて渡すようにした。訪問診療，訪問看護で粘り強くかかわるなかで精神症状が落ち着いた結果，最終的には安定してヘルパーを利用するまでになった。また，特定の支援者へのこだわりを回避するために，当初から複数の支援者がかかわるように計画した。その後，どの支援者に対しても強いこだわりなどは出現していないことからも，やはり極端な孤立が当初の精神症状につながっていたことが推察される。

〈エピソード〉似顔絵

　Gさんは自閉症の特性が強く，極めてポーカーフェイスで，雑談は難しい。「はい」「ありません」などごくシンプルな回答を期待して，具体的な質問をするのが常である。情緒的な交流は少なかった。

　また，限りなく外界から隔絶された生活をしているため，新型コロナウイルスの流行が始まって以降も，そのことを知らなかった。訪問の際，外出の際にマスクをすること，帰宅後に手洗いをすることを何回か話してみたものの，いずれもできるようにならなかった。裏表がないため，「（マスクは）しません」と正直に教えてくれるのである。そこで，紙に文章でマスクのことなどを書き，さらにマスクをしたGさんの似顔絵を描いた。筆者にしてはよく似た似顔絵が描けたので，「似てますかね？」と聞くと，「似ています」とわずかにはにかんだような笑顔がみられた。以後，手洗いはできるようにならなかったが，外出時にマスクをつけることができるようになった。

〈エピソード〉冤罪

　Gさんは，マンション内の給湯器を金槌で叩くという器物破損をしたことがあったため，精神症状がなくなった後も，マンション内で異臭やベランダからのゴミの落下といったトラブルがあった際，その犯人ではないかと疑われてしまっていた。本人は，質問されても適切に説明することができないばかりか，パニックになってしまう可能性もある。支援者が介入しなければ疑われたままになってしまうため，配慮が必要である。

［症例8］支援者との接点ができ，こころを開いた高齢女性
――「実はそれ，私が作ったんです」

生活歴

　Hさんは80代の女性で，地下鉄駅に近く，マンションが多い地域に住んでいる。家は1LDKのマンションである。Hさんはうつ症状で長年クリニックに通っていたのだが，持病の脊柱管狭窄症が悪くなり通院できなくなったため，訪問診療に移行していた。

　Hさんは地方の生まれで，女学校を卒業した後，就職のために上京した。しばらく働いた後に結婚し，以降は関東の地方都市に住んでいた。2人の息子がいた。Hさんが60歳の頃，長男が難病を患い，治療経過が思わしくないことで追い詰められて自殺した。その後しばらくして夫にも先立たれた。次男は東京で家庭をもっていたが，孤独になったHさんを心配して自分の住む町に呼び寄せ，70歳頃にHさんは東京でひとり暮らしを始めた。しかし，長男と夫を相次いで亡くしたこころの痛手や，慣れない東京でのひとり暮らしで抑うつ的になり，精神科クリニックを受診した。うつ病と診断され，抗うつ薬の内服を

開始した。次男は毎週Hさんを訪問し，月に2回精神科と内科の受診に付き添うなど，まめに面倒をみていた。外来に通院している間，Hさんの症状は軽い抑うつで安定していたようだった。

　筆者が訪問診療を開始したときには，Hさんはすでに1人で外出することはなく，身の回りのことは自分でできたが，買い物，炊事や掃除などはヘルパーが行い，週に2回いやいやながらデイサービスに行っている，という生活だった。クリニックのスタッフからは，訪問診療になって担当医が変わっても処方薬は変えないでほしいとHさんが希望しているので，薬は基本的に継続することを申し送られていた。

訪問診療の開始

　実際に会ってみると，Hさんは，几帳面で神経質そうな人であった。「調子はどうですか」と尋ねると，「昨晩はトイレに3回起きました。初めが1時，次が3時半で……」と睡眠状況を細かく気にしている様子だった。

　その後の訪問では，前の患者さんで緊急の事態があり，予定時間を30分ほど遅れてしまった。その際にはずいぶん怒ってしまい，インターホンを何度鳴らしても無視された。

　Hさんは，気分，睡眠，食欲など必要最低限の問診には答えてくれるものの，硬い態度をとり続けていた。どのように日々を過ごしているのか尋ねても，「昼間は疲れちゃうからあんまり何もしていませんよ」などと言い，具体的な過ごし方はよくわからなかった。筆者には，Hさんはツンとした態度の裏で，息子に迷惑をかけないために，必死に1人の時間に耐え，感情的にならないよう気をつけているように見えた。

変化への気づきと関係の深まり

　訪問を始めて半年ほど経った頃，診察が終わって玄関で靴を履いていたとき，以前飾られていた絵がチューリップの木彫りのレリーフに変わっていることにふと気づいた。なかなか味のあるレリーフだった。「素敵な木彫りですね，かけかえたんですね」と話しかけたところ，「実はそれ，私が作ったんです。こちらに越してきた頃に，近所の工芸教室に通っていたんですよ。もう何年も前にやめてしまいましたけども」という。Hさんがクリニックに通っている間のことだ。おそらく外来診察では，そのような活動をしていることは話していなかっただろう。「こんな趣味をおもちだったなんて知りませんでした！　前にかかっていた絵もHさんが描いたんですか？」と尋ねると，「あれは息子が描いたんです。学生のときに美術部だったんですよ」と嬉しそうに話した。この会話をきっかけにHさんは急にこころを開いてくれたようだった。診察の際の硬さがなくなり，表情が柔らかくなり，笑顔が見えるようになった。孫が会いにきてくれた話を嬉しそうにしたりする。

　またあるとき，テレビでメジャーリーグ中継が流れていたことがあった。「野球が好きなんですか？」と尋ねると，「子どもの頃から父に野球場に連れていかれたので，大好きなんですよ。今はイチロー選手の大ファンで，イチロー選手の出る試合は全部見ているんです」という。メジャーリーグ中継は地上波でいつもやっているものではないので，おそらく次男がHさんのために衛星放送を契約して見られるようにしたのだろう。野球好きでメジャーリーグを欠かさず観戦するというのはそれまでのイメージと大きく異なっていて，ずいぶん驚いた。筆者も野球が好きであることを話すとやはり嬉しそうで，「まぁ！　先生はどこのチームを応援してらっしゃるの？」などと尋ねてきた。その後は気分や睡眠などの話も，Hさんの実感により即したものにな

った。薬へのこだわりは薄れ，少しずつ処方を調整できるようになり，Hさん自身の困り感の評価もずいぶん改善した。

　ある日の診察で，Hさんは「先生，私はまだ病気なんでしょうか？よく眠れるようになりました。自分では，今，うつだとは思わないんです」と尋ねてきた。実際にHさんの生活は安定しており，自覚的な苦しさはずいぶんとれていた。「今はもう，うつではないでしょう。でも，今後も無理をせずに，気持ちよく過ごせるように気をつけていくのは大事だと思います」と説明したところ，「『今は病気ではない』と先生に言ってもらえてホッとしました」と話した。Hさんと相談し，抗うつ薬は徐々に減らしていくこととした。その後1年ほどかけて，とくに問題なく抗うつ薬をやめることができた。

　Hさんとはよい信頼関係が続いていたが，先日次男の転勤に伴い，転居した。筆者の担当ではなくなったが，Hさんが新しい土地でも自分らしく気持ちよく過ごしていることを願っている。

▶症例のポイント

　Hさんは支援者に対して一線を引いた態度をとることで，自分を律しているようなところがあった。しかし，生活環境のさりげない変化から，Hさんの趣味，生活のなかの楽しみに気づくことができた。それにより筆者との接点ができ，Hさんがこころを開いた結果，一気に関係構築が進んだ。以後は，Hさんは治療に対しても柔軟かつ前向きにかかわるようになった。

　訪問の際は，不躾にならないように気をつけつつ，生活環境を観察したい。気づいた変化について尋ねてみると，普段の診察では話されないことがわかる場合もある。

> ### 〈メモ〉さりげなく観察する
>
> 　生活環境の観察は重要である。しかし，ジロジロと評価するように見られるのは患者さんにとっては不愉快だろう。筆者は，室内に入り，患者さんが先導しているときや，書類にサインする間，書類を取りにいっている間，退居する際など，患者さんの注意が筆者に向いていないときにさりげなく観察するようにしている。何気ないものや出来事をこころに留めておくことが，支援に役立つように思う。

［症例9］幻聴や妄想に支配され治療を拒絶していた中年男性
──「仕方ない，いいですよ」

生活歴

　Ⅰさんは幻聴や妄想の症状があり，治療を拒絶していた独居の50代男性である。

　Ⅰさんは現在の住まいの近くで生まれ育った。高校を卒業した後，数年間地元の小さな会社で働いたがうまくいかず，20代後半からは自宅にひきこもっていた。だいぶ前から幻聴や妄想はあったようで，若い頃に母親に連れられて精神科クリニックを受診し，統合失調症と診断されていた。しかし，継続的な治療にはつながらなかった。父親は亡くなり，数年前に母親が認知症で施設入所し，Ⅰさんは以前から家族で住んでいたマンションでひとり暮らしになった。弟が関東近郊に住んでいるが，関係が途絶えており，キーパーソンはいなかった。

　訪問診療を開始する半年ほど前，時折訪問していた保健師がⅠさんに通院を強めに勧めたところ，怒ってしまい，保健師を拒絶するようになっていた。しかしその数ヵ月後，Ⅰさんは突然視力が高度に低下し，日常生活がままならなくなったため，保健師に頼らざるをえなく

なった。保健師から受診も必要と説得され，しぶしぶ訪問診療を受け入れたのだった。

訪問診療の開始

　初回は保健師とともにＩさん宅を訪れた。Ｉさんは，「子どもがうるさいんだよ，自分をからかっている。上の階の老人会も自分を追い出そうとしている」と強い口調で訴えた。「嫌がらせをされているんですか？　ノイローゼになりそうではないですか？」と尋ねると，「あんたには関係ない！　もう話したくない！」という。

　視力は，明るいか暗いかや，ものの輪郭がかろうじて判別できる程度にまで落ちていたが，Ｉさんは2LDKのファミリータイプのマンションの台所兼リビングに布団を敷いて寝起きしており，慣れた場所であるためか，家のなかの生活はなんとか成り立っているようであった。「触ればわかる」とのことでコンロを使い，簡単な調理もしていた。室内には，意味のわからない呪文や神仏の名前のようなものを書いたお札がたくさん貼られていた。視力が落ちる前に書いたのだろう。

　Ｉさんは，目が見えないせいで買い物に行けず困っているのだと話した。当座の生活は保健師が支援していたが，いつまでも保健師が日常の世話をするわけにはいかない。そこで，医師の診断・意見に基づいてヘルパーが利用できることを説明した。しかし，幻聴と思われる体験や，お札の意味，関東近郊に住んでいるらしい弟について尋ねると，Ｉさんはすぐに声を荒げ，収拾がつかなくなった。「なんで弟に連絡をとりたいんですか！　弟に連絡して，私が病気だって言うんですか？　それで私を強制入院させようとしているんでしょう！」という。訪問診療に対するＩさんの同意は不安定なものであると考えられ，家族と連絡をとりたかったが，弟の連絡先は頑として教えようとしなかった。また，「嫌がらせでずいぶん悩んでいるようですから，この

ままでは I さんが参ってしまいます。薬を飲んでみませんか？」と言ってみたが，当然拒絶された。

　筆者は I さんに対し，訪問診療では内服を強制することはできないこと，今の状態では強制入院にもならないことをはっきりと説明した。そして，３ヵ月間は薬を勧めたりしないので，訪問だけは受け入れてほしいと伝えた。すると，「まあ，来るだけならいいですよ」としぶしぶ受け入れてくれた。こうして２週間に１回の訪問診療を開始した。

　 I さんの視力低下は糖尿病性網膜症と思われたが， I さんは内科も眼科も受診を拒否していた。現状把握のために血液検査を行ったところ，やはり重度の糖尿病であった。 I さんは，採血は嫌がるそぶりもなくさせてくれるのに，検査結果を伝えると「そんなの嘘ですよ，検査結果が改ざんされている！　私は栄養失調なんですよ，こんなにやせているのに糖尿病だなんてありえない。クリニックに騙されている！」と怒ってしまった。

　訪問診療を開始してからも，幻聴や妄想のこと，家族のこと，また糖尿病について話すと怒ってしまうことが続いていた。 I さんが怒鳴り始めて収拾がつかず，「じゃあ今日は帰ります。また○日に来ますね」と言って，怒鳴っている I さんを残して帰らなければならないことが多かった。 I さん宅の玄関先で，近所の人が「 I さんね，昨日も叫んでたよ。なんとかしてよ」と言ってくることもあった。保健所にも時々近所から苦情が入っているようだった。

　訪問診療開始後，筆者はヘルパーと訪問看護を依頼した。ヘルパーは買い物と家の掃除をし，訪問看護は I さんの健康状態のチェックとフットケアを行った。いずれも I さんと年齢が近い男性で， I さんの受け入れはよかった。

関係構築と治療の受け入れ

　予定の3ヵ月が過ぎた頃，改めてＩさんに薬物療法を提案したところ，やはり「薬は必要ありません」と拒否された。しかし，訪問については引き続き同意が得られたので，訪問期間を3ヵ月延長することとした。

　この間，Ｉさんには少しずつ変化がみられるようになってきた。相変わらず幻聴体験を訴え，猜疑的であったが，怒りっぽさは少しずつ薄れ，診療を終えて帰るときに「いつもありがとね」などとポジティブな言葉をかけてくれることもあった。

　次の3ヵ月が終わる際，改めて，「私たちは，Ｉさんには治療が必要だと思って診察に来ています。長い間，Ｉさんのことが心配で通ってきました。薬を飲みたくない気持ちもわかるけれど，一度薬の治療を試してもらえないでしょうか？　そのうえで，どうしても嫌だったらやめてかまいません」と話した。するとＩさんは，ぶっきらぼうに，ちょっといじけたような態度で，「仕方ない……いいですよ」と言い，訪問を開始してから半年経ってついに薬物療法を受け入れてくれた。

　処方薬は訪問看護師に持っていってもらうことにした。訪問看護師のアイデアで，目が見えないＩさんが管理を間違えないよう一日分を小さなタッパーに入れるなど，工夫をして管理した。はたして内服してくれるかどうかダメもとだったのだが，予想外にＩさんは毎日薬を飲んでくれた。眠気などを確認しながら少しずつ増量したが，薬の変更への受け入れもよかった。薬物療法開始後は，嫌がらせを受けているなどの妄想が語られることも少なくなり，「騙されている！」と言って怒ることもなくなった。治療を始めてしばらくしてから，Ｉさんは内科や眼科の受診にも同意し，保健師に伴われて受診するようになった。待合で独り言を言ったりしてびっくりされることはあるものの，なんとか受診できているという。社会福祉協議会から金銭管理の支援

なども受けるようになった。

　Ｉさんの幻聴や妄想が和らぎ，支援者との関係もよく，支援体制が整ってきたことから，筆者は，Ｉさんが受け入れられる範囲で少しずつ社会とのかかわりを増やしていけないだろうかと考えるようになった。介護保険が使える年齢でなく，視覚障害がある人には，あまりよい社会的リハビリテーションのサービスがない。そのため，クリニックの小規模なプログラムに来てもらうことを想定し，まずは通院ができるようにしていこうと考えた。そのうえで，「内科も通院できていますから，精神科も訪問診療ではなく通院に切り替えませんか？　通院で外出するとからだのリハビリになります」と提案した。Ｉさんは，予想外にあっさりと「仕方ない，いいですよ。行ってみます」と同意した。現在はクリニックの外来に通っており，今後，デイケアなどのプログラムの参加につながればと思っているところだ。

●訪問診療コーディネーターのポイント

・本人の同意がやや表面的であり，家族の理解を得たかったが，家族関係が不良であった。本人の同意が得られなくなった場合に，支援の中心になるのは保健師であるため，保健師との良好な連携体制を構築・維持するよう努めた。

・精神障害と視覚障害の重複障害であり，さらに障害が高度になってきたときに利用できる支援の選択肢が乏しかった（グループホームや施設などでは受け入れ対象となる障害が限定されていることが多い）。そのため，通常よりも早く長期的な支援手段を考慮する必要があった。

●訪問看護師のポイント
・かかわり方が利用者にとって侵襲的にならないように，かつ引きすぎないように留意してかかわる。怒鳴られてしまったらそれ以上は踏み込まない。
・血圧・体温測定や身体の診察から関係を作っていく。
・薬を飲んでいないことに気づいたときは，事実としてあっさりと対応する。内服していないことに対して指導したり，批判したりしない。可能であれば，理由や関連している思いを聞く。

▶症例のポイント

　Ⅰさんの場合は，長期にわたって幻聴や妄想に強く影響されていたものの，自分の体験が病的であるという認識はなかった。しかし，ほとんど失明の状態になったことを契機に日常生活に支障をきたし，支援を必要とするようになった。「来るだけならいいですよ」となんとか訪問診療の同意を得ることはできたが，訪問診療が完全に拒絶されてしまうことも念頭に置いて，治療の必要性や経過を保健師と共有しながら診察にあたった。

　粘り強く訪問をし，本人の受け入れられる範囲でのかかわり（生活状況，身体状況の確認など）を続けるという"引き"の態度をベースとして関係構築をし，定期的に薬物療法の必要性について説明するという"押し"のかかわりを行った。時間はかかったものの薬物療法を受け入れてもらい，結果的に精神症状を軽減させることができた。その背景には，ヘルパーや訪問看護を含め，支援全体によって生活が支えられているという安心感を，Ⅰさんが得られたことが大きかったのではないだろうか。

〈メモ〉支援者ノート

　訪問診療，訪問看護，ケアマネジャー，ヘルパーなど，関係者が多い場合には，細かなことまで全員に連絡するのは難しい。そのようなときは，患者さん宅にノートを置き，訪問したときの様子，働きかけ，他の支援者への伝達事項などを記録するのも１つの方法である。複数の支援者がかかわっている場合には，積極的に活用したい。また，自閉症の特性のため文字のほうが理解しやすい方とのコミュニケーションに用いたり，認知機能の低下とともに予定の把握等が難しくなり不安が強くなっている高齢者の備忘録とするなど，患者さんもノートを活用することができる。

第8章

支援の枠組みを作る

　前述したように，支援の意味や方向性を明確に伝えて枠を作る"押し"と，受け入れてもらうことを優先する"引き"のバランスをとることは重要である。患者さんとの関係を構築するうえでは，当初は"引き"が主体のかかわりをすることが多い。しかし，受け入れてもらうことのみを重視してかかわると，患者さんが支援を適切に利用できない状況が発生することがある。たとえば，そのときの気分で支援を受けたり受けなかったりすることや，治療や必須の生活支援としてではなく，自分の都合のいいように支援を利用しようとするといったことだ。支援が途切れることによるマイナスのほうが大きいと判断されることもあり，このような状況を改善するのは容易ではない。しかし，枠組みの破綻は結果的に支援に悪影響を及ぼすため，機会を設けて枠組みを明確にする，枠組みをどうしても守ることができないときにはいったん撤退して改めて枠組み作りをする，などの対応も検討する。押し引きのバランスは，引き気味でかかわりながら時期を見て押すというように，定期的に見直すことで，一喜一憂することなく，落ち着いてかかわることができるように思う。

［症例10］訪問の約束を守れない中年女性
──「あなたが勝手に来ているだけ」

生活歴

　Jさんは，下町のなかでは比較的開発の進んだエリアに住む40代の女性である。駅までも近い。生まれも育ちも現在の住まいのあたりだが，両親はもう亡くなっている。20代で結婚し，娘を１人もうけたが，すぐに離婚した。現在は小さな持ちビルの１フロアに住んでおり，他の階はテナントとして貸し出している。

　Jさんは若い頃から情緒が不安定で，また異性関係を含めた人間関係全般の不安定さもあり，精神科クリニックを受診し，境界性パーソナリティ障害と診断されていた。不眠に対して当院で長年薬物療法を続けていたが，徐々に通院が途絶えがちになった。同時期に，以前から虐待を疑われていた小学生の娘が不登校になったこと（もともと通学は不安定だったが，長く行かないことはなかった），担任が訪問しても面談を拒否することなどから，児童相談所，教育委員会，保健所などがかかわる事態になった。しかし，どの機関が接触を試みても拒絶され，関係が築けなかった。当院だけは，「睡眠薬がほしい」というニーズからかかわれる可能性があったため，各所からの要請で訪問診療に入ることになった。

訪問診療の開始

　訪問診療を開始した時点まで，長いあいだ誰もJさん本人には会えておらず，家の状況も把握できていなかった。緊張しながら訪問してみると，Jさんは不健康にやせており，からだは異臭がするほど不潔な中年女性だった。８畳ほどの部屋に２組の布団を敷き（もちろん万年床），Jさんと娘が住んでいる。風呂には入っていないという。親子

は猫を飼っていた。部屋のなかは家財，衣類や食べ物のゴミなどが散らかり，足の踏み場もない。室内はジメジメとして，食べ残しや猫の糞尿の臭いもした。

Jさんは「私は来てもらう必要なんかない，あなたが勝手に来ているだけ」といった横柄な態度だったが，「薬だけは必要です，ないと眠れないから」と話した。大変迷惑そうに，生活の様子を少し話してくれたところによると，食事は娘にお金を渡して買いにいかせており，生活リズムはぐちゃぐちゃで昼夜逆転は当たり前，睡眠薬を飲む時間も決まっておらず，明け方から寝る場合には朝に飲んだりするのだという。娘は，「学校……行きたくないんです」と話した。Jさんは，私たちの前でも，娘の言動に気に入らないことがあれば声を荒げて怒った。娘は母親の顔色を常にうかがっているようであった。

2週間に1回訪問するので必ず受け入れてほしいこと，まずは生活リズムを整える努力をして，睡眠薬は決まった時間に飲むことを指導して，初回の訪問を終了した。Jさんの拒否的な態度に，重苦しい気持ちになった。しかし，各所からの要請で訪問しないわけにもいかないうえに，拒絶されないよう注意しないといけない。

ほどなく，Jさんはたびたび訪問の予定をすっぽかすようになった。予定の時間に行って呼び鈴を鳴らしても，電話をかけても，居留守を使うのである。「寝ていました」「体調が悪くて」などという。筆者らは粘り強く訪問していたが，徒労感が強まっていった。訪問できた場合でも，Jさんは廊下で応対し，筆者らを室内に入れないようになってきた。Jさんにルールを守ってもらうことが必要だった。

支援の枠組みの構築

このような不安定な状態が半年ほど続いたが，これ以上はJさんの利益にもならないと考えた。関係諸機関に支援の枠組みを強化したい

ことを説明し同意を得て，Ｊさんに改めて訪問診療の枠組みを提案した。「私たちはＪさんのニーズに応えたいが，このままではＪさんの生活をよくすることにはならない。訪問診療は薬を渡しにきているのではない。今の生活状況で薬だけ飲んでも効果は期待できない。薬は処方するが，生活指導，訪問看護をあわせて受けてほしい。訪問診療と訪問看護はすっぽかさずに必ず受け入れてほしい」ことを文書にして説明した。これらの点を受け入れてもらえなければ，訪問診療は継続できないとはっきり伝えたところ，Ｊさんはしぶしぶこの枠組みに同意し，説明の文書に同意する旨のサインをした。1 部をカルテに保存し，1 部はＪさんに渡した。

　その後，Ｊさんは訪問診療をすっぽかすことはなくなった。訪問看護も受け入れている。訪問診療が枠組みを引き締める役割を担ったため，訪問看護では支持的に，Ｊさんが支えられていると感じられるようにかかわってもらうこととし，役割を分担した。Ｊさんは訪問看護師とよく会話をするようになり，「○○さん（看護師）がコーラはよくないって言うから，コーラを買うのは控えてるんです」と話すなど，看護師と信頼関係を築いていった。看護師の介助で風呂にも入るようになった。相変わらず部屋は不潔だが，食べ残しや猫の糞尿が放置されていることは減り，生活環境はよくなった。看護師は娘ともよくかかわり，Ｊさんの態度は少しずつ軟化し，娘の担任の訪問や児童相談所のかかわりなども受け入れるようになった。

　このような状態が 1 年半ほど続き，現在は，ヘルパーの介助を受けて通院するに至っている。クリニックのスタッフは今でもＪさんに「ちゃんと来てくれないと，また青木先生に訪問に行ってもらいますよ！」と冗談めかして言っているのだという。

▶症例のポイント

　このケースでは，児童保護の観点から，支援の拒絶をされてはならないという制約があった。そのため訪問診療も引き気味のかかわりが主体になってしまい，Ｊさんに振り回されていた。

　治療の枠組みを提示する際に，支援の方針とＪさんに守ってほしいことなどを文書にし，よく説明したうえで同意のサインを得たのは，Ｊさんが枠組みに関する約束に主体的に向き合っていくうえでよい効果をもたらした。治療とは，支援者が患者さんに一方的に何かを提供するものではない。支援者がしなければならないこともあれば，患者さんがしなければならないこともあるという，双方向的なものである。両者がしなければならないことを明確にする点で，治療契約は大切な意味をもつ。伝えるタイミングを十分に考えたうえで，訪問診療に協力する，自分でできることは自分で行うなどの患者の努力義務を明確にすることは大切である。

　拒絶を感じながら訪問するのは，支援者にとっても骨が折れることであるが，長期のかかわりが実って治療関係が進展したり，患者さんの生活が変化したりするときには，大きなやりがいを感じる。

［症例11］支援を自分勝手に使おうとする初老の男性
　　　　——「黙って薬だけ出しとけばいいんですよ！」

訪問診療の開始

　Ｋさんは軽度の知的障害と衝動性，易怒性の問題があり，当院に通院していた60代半ばの男性である。また身体的にはごく軽い脳性麻痺があり，足をひきずって歩いていた。あるとき，転倒をきっかけに歩行障害が増悪し，自力で通院できなくなったということで訪問診療を依頼された。

　Kさんは，古い2階建ての住居で，90代半ばの母親とふたり暮らしをしていた。母親は若い頃は唄のお師匠さんだったとのことで，年の割りにかくしゃくとした人であった。Kさんは自分では何もせず，すべて母親任せで生活していた。機嫌がいいときは猫なで声で話し，「とくに問題ありません」と言う一方で，母親のする些細なことによく腹を立て，とくに母親がKさんの顔を立ててやらないと，母親を怒鳴ったりした。母親を威嚇するように拳を振り上げることもあったが，実際に殴ることはないようであった。

　Kさん自身は，「薬がないと眠れないので，薬をください。あとは歩けないこと以外は困っていません」と，自分の衝動性や易怒性の問題には自覚がなかった。母親は「私の育て方が悪かったんでしょうかね。私が死んだらこの子はどうなるのでしょうか」と暗い表情で話した。筆者はKさんに対して，様子を見ながら薬も続けていくが，足腰の力を保って自分で最低限のことができる状態を維持することがこころの健康にも大事であると説明し，リハビリの利用などを勧めた。Kさんの了解を得てケアマネジャーと連絡をとると，ケアマネジャーは，「私もいろいろと勧めているんですけれど，2階からおりるのが嫌だとか，決まった時間に準備するのが嫌だとか文句を言って，受け入れてもらえないんですよ」とのことで，うまくかかわれていない様子であった。Kさんの居室は2階にあり，階段は筆者らでもうっかり滑ってしまいそうなほど急である。

支援の枠組みの破綻

　そうこうしているうちに，Kさんは飲酒のせいか薬の副作用かはっきりしないが，排尿障害をきたし，近くの総合病院で尿道カテーテルを留置されて帰ってきた。Kさんはカテーテルとバッグがあるために面倒くさがって，ますます動かなくなった。訪問すると，「動けない

から2階まで上がってきてください」と叫ぶ。風呂に入らないため垢
まみれになり，ボロボロのベッドに横になりながらタバコを吸い，尿
道カテーテルのバッグに溜まった尿を青いポリバケツに捨てていた。
薬の管理もめちゃくちゃだ。ヘルパーをこき使っていた。

　Kさんがこのまま2階で生活していては，からだを清潔にするのも
大変だし，リハビリの迎えが来ても連れ出すのが難しい。幸い1階に
使われていない部屋があったので，Kさんに1階の部屋に移ってはど
うかと提案した。「このままここにいては，おしっこを捨てるのも大
変だし，お風呂にも入れないですよ。1階に移ればどちらも簡単です。
リハビリに行くこともできる。より健康に過ごせると思いますが，ど
うですか？」と話したが，Kさんは「移りたくありませんね，ここが
慣れてるんです」という。階段が急で支援も大変であることや，Kさ
ん自身の今後の生活にも支障があることを説明したが，聞く耳をもた
なかった。ヘルパー事業所も音を上げており，母親やケアマネジャー
もKさんを説得できないでいた。

支援の枠組みの再構築
　その後数回，訪問の際に説得したが，Kさんは耳を貸さず，だんだ
んとイライラしてきた。しまいには，「先生はそんなことに口を出す
必要なんかないんですよ！　黙って薬だけ出しとけばいいんですよ！
もう帰ってくれ！」などと怒鳴るようになった。訪問診療は障害があ
ったり症状が重たかったりして通院できない人を支援するためのもの
だが，ここまでくるとKさんは訪問診療，介護サービスなど支援全般
を濫用しているように思われた。そこで，「私たちもKさんの助けに
なりたいと思っています。しかし，今後より健康に過ごせるようにK
さん自身に協力していただかないと，薬だけ出すなんてことはできま
せん。薬だけで今のKさんの困っていることを解決することはできな

いと思うからです。薬だけ出してくれればいい，それ以外のことには口を出してほしくない，というのがKさんのお考えでしたら，訪問診療を続けることはできません。今後Kさんがどうしたいのかよく考えて，治療が必要だと思うなら改めてご連絡ください」と話し，Kさん宅をあとにした。母親は，「あの子も一度，自分でよく考えたほうがいいんです。みんなに甘えて怒り散らして，こんなことを続けさせるわけにはいきません。でももう私にはどうにもできないから，これでいいです」と話し，訪問を打ち切ることに納得していた。母親に対しては，治療の仕切り直しの意味でいったん撤退するが，今後の方針は考えるし，支援は続けることを説明した。

　その直後，Kさんから「あんなことを言うつもりじゃなかった，また来てほしい」と，猫なで声で泣きつくような電話が何度か入った。しかし，一度外来通院にチャレンジするよう勧め，ダメであれば枠組みを再度しっかり作って訪問診療を再開しようと考え，Kさんには「治療が必要だと思われるならば，ひとまず外来に来てみてください」と話した。ケアマネジャーとも連携しケア体制の見直しをしつつ，Kさんが主体的にケアを受けられるように働きかけてもらった。その結果，Kさんは約1ヵ月後にヘルパーの外出支援を受けてなんとか外来を受診し，以後は外来主治医との約束を守って，ヘルパー同行受診を続けている。ケアマネジャーによると，Kさんは母親と支援者の提案を受け入れて1階の部屋に移り，支援者に対しても無理を言うことが減ったという。

●訪問診療コーディネーターのポイント
・支援の枠組みが崩れてしまったときは，ケア会議を行い，これまでの経緯や支援における困難について全員で整理し，共有する。
・ケア会議の際には，今後の支援の方向性を打ち出せる人が必要。

▶症例のポイント

　Kさんの事例は支援の濫用に近いものがあり，本人が自分のできることをやっていくという変化を強く求める"押し"のアプローチが必要であった。適切な支援があれば，Kさんにはある程度身の回りのことをする力はあると判断したからだ。当初，Kさんの拒否は強かったが，時間をかけ，また訪問診療の撤退などKさんが決心する機会を作ることで，最後には行動の変化を起こすことができた。

　訪問診療から撤退するうえで，母親には「必要であれば改めて約束事を決めて支援を再開する」ことを明確にし，不安を軽減したことが重要であった。支援の枠組みを再構築するためには，誰かが患者さんに対して厳しい態度をとったり，いったん支援から撤退するという判断をしなければならないこともある。関係者で協議して決断することが大切だ。

［症例12］支援者を何人もクビにする高齢女性
——「私が年寄りだからって往診にするんでしょ，もう来ないで」

生活歴

　Lさんは高齢で複数の身体疾患があり，生活全般に介助を要する70代の女性である。体力が低下して通院への不安を訴えるようになり，主治医と相談のうえで訪問診療に移行した。

　Lさんは地方の出身である。詳細は語らないが，母親は精神疾患があり，父親は酒乱で養育環境は劣悪だったらしい。10代後半で家出，上京し，ホステスになった。以後，家族とは絶縁状態であり，身寄りはない。

　Lさんは若い頃から情緒が不安定で，些細なことで同僚を攻撃することもあったが，容姿がよく，ホステスとしては売れっ子であったた

め，周囲が我慢していたようだ。一方で，私生活では「男性が怖い」ため，結婚歴はない。わずかな友人と交際し，手芸など1人で行うような趣味をして過ごしていた。

　少しずつ年をとり，Lさんは雇われてママになったが，若いホステスをまとめることはできなかった。徐々に気難しさが増し，酒を飲む量も増え，めまいや呼吸困難などを訴えて救急車を呼んだりするようになった。しかし，救急診療を受けても身体の異常は見つからず，不安神経症と診断され，50代後半から10年ほど断続的に近所の医院で抗不安薬を処方されていた。ママとしての仕事は細々と続けていたようだが，プライベートではごくわずかな古いホステス仲間以外とは交流せず孤独に過ごし，徐々に生活も苦しくなっていった。60代半ばで関節リウマチを発症し，仕事を辞めた。しばらくしてから生活保護を受けるようになり，アパートも転居した。その後，同じアパートの上階に住む大家がLさんに嫌がらせをして騒音を立ててくる，悪口を言っているなどと感じ，眠れなくなり，生活保護ケースワーカーの勧めで当院を受診した。

　受診開始後，わずかな抗精神病薬により嫌がらせや悪口といった被害関係念慮は消失したものの，気持ちの落ち込みは慢性的に続いた。COPD（慢性閉塞性肺疾患）も発症し，身体的な衰えが徐々に進んだ。ヘルパーなどの介護サービスを要するようになってからは，Lさんは支援者に些細なことで腹を立て，「あなたみたいに失礼な人は見たことがない。不愉快よ，もう来ないでちょうだい」などと言い，支援者を何人もクビにした。Lさんが腹を立てるポイントは毎回異なり，しかも突然であるため，みな困り果て，Lさんの言うなりになってしまっていた。

訪問診療の開始

　Ｌさんは身体の衰えに伴って通院の途中で転倒することが続いたため，本人の希望を踏まえて訪問診療に移行した。Ｌさんはみずから訪問診療を希望したにもかかわらず，当初から訪問診療チームに対して拒絶的で攻撃的であった。「あなたたち，何しにきたの？　私が年寄りだからって往診にするんでしょ，もう来ないで」などという。訪問診療ではＬさん自身が自覚している問題に焦点を当て，Ｌさんの攻撃にはできるだけ取り合わないように心がけ，他の支援者と密に連絡をとりながら治療関係の構築を試みた。しかしＬさんが訪問診療チームに対してこころを開くことはなく，数ヵ月たったところでついに「待つのが嫌なのよ，来てもらう必要なんかないのよ！　もう来ないでほしい」と訪問診療を拒絶した。同意がない以上継続はできず，Ｌさんにはまた外来を受診するよう説明して，訪問診療を中断した。

支援の枠組みの再構築

　しかし，そのわずか1週間後に，Ｌさんは「やっぱり行けないから来てほしいの，体調が悪いのよ」と訪問診療の再開を求めてきた。まずは一度外来に来るように話しても，「行けない」の一点張りである。Ｌさんの都合に振り回されるのは気持ちがよくないものの，今回は本人の求めによって訪問診療を再導入することになる。この機に，Ｌさんとの間ではっきりとしたルール作りをしようと考えた。

　筆者はＬさんに対して，訪問診療はそれが必要な人に対して提供するものであり，訪問診療と外来通院を自由に切り替えることはできないこと，薬物療法は必ずしも本人の希望通りにならず状況に応じて調整すること，訪問看護・ヘルパーの支援を並行して受けること，訪問診療では半日程度の予定を確保してもらうことを，訪問診療を再開する条件として，紙に書いて見せながら説明した。Ｌさんは苦々しい表

情をしながらも，拒絶はせず，「しょうがないわね」と言い，これらの点に同意し，説明の紙にサインをした。

　治療関係をより具体的な形で確認することが，Ｌさんの態度を変えることになるかどうかは，この時点ではわからなかった。しかし結果としては，これ以降，Ｌさんはあからさまに攻撃的な態度をとることが減り，支援者の交代を要求することもなくなった。訪問診療では一貫してＬさんの困り感に対して正面から向き合い，解決策を一緒に考えた。支援の利用については，Ｌさん自身が支援者に希望を明確に伝えること，継続してきちんと利用することを促した。

　Ｌさんはしだいに，攻撃的なところが減るばかりでなく，自分について話すことが増えていった。相撲が好きなこと，若い頃はホステスをしており，企業の経営者などの客と相撲を見にいったことなどを話し，その頃の写真を見せてくれた。Ｌさんはベッドサイドの引き出しにそれらの写真を大切にしまっていた。1人で過ごすとき，孤独なときに，その写真を取り出して見ている姿が目に浮かんだ。訪問診療を再開して以降，Ｌさんは訪問診療，訪問看護，介護サービスをより安定して利用するようになった。

●訪問診療コーディネーターのポイント

・利用者の関心が得られやすい話題，こころを開いてくれる話題を支援者間で共有し，利用者との関係構築をサポートした。

・支援者をクビにすることを繰り返しており，訪問診療が拒絶された場合を考慮して，これまでの経緯や治療方針を生活保護ケースワーカーに伝え，一貫した支援がなされるように依頼した。

▶症例のポイント

攻撃的な態度をとる患者さんの対応は難しい。誰しも，攻撃的なこ

とを言われるのは気持ちのよいものではなく，攻撃されないように慎重になってしまい，治療の枠組みが崩れやすくなる。Ｌさんは，非常にプライドが高く，支援者の言動にそのプライドを傷つけられるように感じ，被害的になって支援者を攻撃していたようだった。しかも，その閾値は低く，独特だったため，支援者は注意してかかわっても回避することは難しかった。結果として，当初から治療の枠組みが崩れがちであり，また本人のしっかりとした同意が得られなかったため，いったん訪問診療を中止することを決断した。そして，改めて依頼があった際に，訪問診療を行ううえでの約束事を明らかにし，明確な同意を得た。治療の枠組みを作るには，適切な機会を捉えることが重要である。また複数の支援者がかかわっている場合には，共通した枠組みを作ることでより有効な支援となる。

〈メモ〉過去の経験に敬意をはらう

　患者さんのなかには，過去と比較して現在のみずからの状況に不満を抱いている人も多い。人にはそれぞれ「このようにありたい」という自己像があり，それが過去の自分なのである。支援に対する予想外の反発や拒絶の背景には，患者さんから見て支援者が若く格下で，自分とつり合わないように思えるという心理が関係していることもあるのではないだろうか。筆者は多くの患者さんよりはるかに若く，また女性であるため，ベテランの外来担当医と比較され露骨な拒絶を示されることも経験してきた。一方で，人生の輝いていた時期は患者さんの自己像や価値観に大きく関連しており，それに気づき，敬意をもって接することが関係構築につながることも多いように思う。

〈エピソード〉外国人ヘルパー

　ある高齢女性は，長年うつや被害妄想が断続的に続いていた。すっかり歳をとり，自力では外出ができなくなり，自宅でヘルパーの介護を受けて生活していた。偏屈で怒りっぽく，実の娘も近づかなくなってしまった。筆者らも訪問するたびに，不満を言われたり，怒られたりしていた。本人の求めに対して睡眠薬を増やすことを断ったところ，裸足でアパートのエレベーターホールまで追いかけられたこともある。

　そんなわけで，ヘルパーに対してもああしろ，こうしろとこだわりが強く，「あんなお宅にはもう行けません！」と，ヘルパーが次々と辞めてしまっていたのだが，あるときを境にヘルパーの交代がなくなった。ある訪問時，現在のヘルパーと一緒になったのだが，その方はなんと外国人だったのである。短い髪を金髪に染めヘアバンドで上げた，「スーパーサイヤ人」のようなヘアスタイルがよく似合っていた。片言だが，明るく快活に，難しい患者さんとうまくかかわり，小言を言われても気に留めていなかった。あるいは通じていなかったのだろうか。患者さんは満足そうに「あの人はタイの人だけどね，ハートがいいのよね」と話した。ヘルパーさんも，「○○さんのヘルパー，みんな辞めた。できるの私だけ」と得意げだった。

第9章

関係構築の失敗

　患者さんの行動変化を促すための押し引きのバランスをうまくとることができず，支援が拒絶されてしまうこともある。筆者は押しすぎてしまって，関係性が壊れる・後退することをこれまで何度も経験してきた。そのような失敗を避けるためには，押し引きのバランスや，自分が押しがちなタイプか引きがちなタイプかを意識してかかわることが大切になる。

　自閉スペクトラム症の特性がある患者さんでは，支援者の説明やかかわりのあいまいさ，想定外の事柄に対して急激な混乱をきたし，そこから拒絶に至ってしまう場合がある。また，トラウマ体験がある患者さんの場合，対人交流を伴う機会などトラウマに関連した特定の状況を回避しようとすることがある。回避がトラウマ関連症状であると気づかずに，強めに行動変化を促すと拒絶を引き起こすことがあり，注意が必要だ。

[症例13]不明瞭な説明に混乱し，激昂した中年男性
──「とにかく帰ってくれ！　二度と来るな！」

生活歴

　Mさんは40歳頃に被害妄想で精神科受診し，統合失調症と診断され，治療を受けていた50代の男性である。被害妄想は出現したり消失したりし，通院も服薬も不規則だったが，入院を要するほどの症状増悪はなく何年も経過した。生活保護を受給していたが，生活保護ケースワーカーの勧めであるときから作業所通所を始め，以後週に4日，規則的に作業所に通っていた。しかし半年ほどしたある日，突然通所しなくなり，連絡もとれなくなった。ケースワーカーが訪問してみると，自宅で元気そうではあるが，作業所に通っていたことそのものを覚えていないなど不審な点があった。本人は頑なに通院を拒否するが，訪問診療ならよいとのことだったので，ケースワーカーの依頼で訪問診療を開始した。

訪問診療の開始

　Mさんは，「作業所に行ってたんですか？　そんなこと信じられないな……全然覚えてないです。最近は外出していて突然知らないところにいたり，料理をしていて作り方がわからなくなったりするんです。時々記憶が飛んでいることもある」と話した。血液検査を行い，近くの総合病院に依頼して頭部CT検査や脳波検査も行ったが，異常はなかった。よくよく話を聞くと，以前も同様のことがあったという。本人に負担がかかるとこうした解離のような症状が起こるようであった。

　話を聞くと，昔から「人付き合いが苦手で，人に合わせられない，空気が読めない」ところがあり，自宅ではすべての物の置く場所が決まっており，生活のパターンも決まっていることがわかった。また格

闘技がとても好きで，過去10年分ほどの格闘技雑誌を几帳面に床に積み上げていた。コミュニケーションの苦手さや融通のきかなさ，こだわりなどがあり，自閉スペクトラム症の特性がベースにあることがうかがわれた。

　検査などをしながら何回か訪問したが，身体の病気や統合失調症の深刻な病状悪化のような状態はみられなかった。ひきこもり生活から急に週4日の作業所通所を開始し，「週4日決まった時間に通所する」というルールに沿った生活をしたところ，負担がかかりすぎてしまい，その結果として引き起こされた「ブレーキ」のような症状と考えられた。

混乱と拒絶

　初回の訪問から3ヵ月ほど経った頃に，Mさんの診療を外来に引き継ごうと考え，生活保護ケースワーカーに頼んでMさんへの説明に同席してもらった。Mさんに，「今回のことは身体の病気ではなさそうだし，統合失調症が悪くなったということでもないと思います。作業所通所などの無理がたたって，頭とからだがブレーキをかけたために起こったことだと思います」と見立てを説明し，また外来受診をしながら，少しずつ作業所を再開してほしいと話した。するとMさんは，「外来にはいつ行きますか？　待ち時間はどれくらいありますか？　自分はそもそも待ち時間が嫌なんです。1時間とか，はっきりわかっていればいいけれど，わからず延々と待つのは本当に嫌です」という。診察待ちが比較的少ない曜日や時間帯はあるが，事前にはっきりとした時間を約束するのは難しいことを説明したところ，「そんなんじゃ，行けるわけないだろう！　しかも何回も来ておいて，結局何もわからなかったじゃないか！」と怒ってしまった。改めて，見立てや受診について説明したが，説明を重ねるごとにMさんはヒートアップしてい

った。生活保護ケースワーカーが，「Mさんは作業所にも病院にも行っていない。でも，こんなことがあったのだから病院だけは行かなければいけません」と追い打ちをかけた。Mさんは立ち上がって拳を振り上げんばかりにして怒り，「もう帰ってくれ！　とにかく帰ってくれ！　二度と来るな！」と怒鳴った。筆者らは「わかりました，外来でまたお待ちしています」と伝え，帰るよりほかなかった。

　その後，訪問診療コーディネーターがケースワーカーに対応のアドバイスを行った。アドバイスを受け，ケースワーカーが強制的にならないように注意しながら外来受診を促したことで，数ヵ月後に外来受診をすることができ，以後，通院を続けている。

●訪問診療コーディネーターのポイント
・訪問診療から外来にうまくつなげることができず，撤退せざるをえなかったため，生活保護ケースワーカーに今後の望ましい方針を伝え，かかわり方も具体的に説明した。その結果として，少し時間は空いたが，外来受診につなげることができた。

▶症例のポイント

　Mさんは自閉スペクトラム症の特性が強く，0か100かといった極端な考えになりがちで，不明瞭なことに対してパニックや混乱を起こしやすかった。その特性を理解していながら，「統合失調症の調子が悪いわけではないが，通院は必要」と説明がわかりにくかった点や，診察の待ち時間が明確ではなかった点が混乱を招いた。こうしたことは予測可能であり，配慮が必要であった。また，生活保護ケースワーカーと事前にしっかり打ち合わせをし，混乱を生じさせない配慮が必要だったと痛感した事例であった。

　このような一時的な混乱による拒絶はしばしば経験する。根本的な

拒絶より予防できる余地があるため，注意したい。

[症例14]過量飲酒によって変化を回避した中年男性
——「今はまだ無理です……」

生活歴

　Nさんは，下町の町工場が集まるエリアに住んでいる。両親はすでに他界しており，身寄りはない。両親は生前，プラスチック加工の町工場を営んでおり，Nさんは今でも工場兼自宅に住んでいる。

　Nさんは若い頃から手先は器用だったが，勉強は不得手であった。高校を中退し，金属加工の町工場に就職した。お酒は好きで時々大酒を飲むことがあったが，勤務態度にはとくに問題なく，工員としての腕はよかったらしい。

　30代半ばのある日，突然，呼吸が苦しくなり，目の前が真っ暗になって，死んでしまうのではないかと思うような発作に見舞われた。救急搬送されたが身体の異常は見つからなかった。パニック発作だったのだろう。その後，何回か同様の発作が起こり，「外に出て発作が起こったらどうしよう」と思い外出できなくなった。しばらく仕事を休んだのち出勤しようと試みたができず，解雇された。

　独身でひとり暮らしのNさんは，貯金もすぐに底をつき，持ち家に住みつつ生活保護を受給するようになった。時折近所のスーパーにカップ麺などの食料品を買いにいく以外には家から出なかった。だんだん酒を飲む量が増え，昼間から飲んでいる日も多くなった。遠くに行くことへの不安は常に感じていたという。

　このようにして何年も過ごしていたのだが，生活保護ケースワーカーが交代になり，Nさんが長年自宅に閉居していること，「外に出ると人に見られているように感じて気になる」こと，飲酒量が増えてい

ることなどに気づき，クリニックに相談があった。本人も，「先生が
来てくれるのなら」と受け入れてくれそうであったため，訪問診療を
開始した。ケースワーカーは，人目が気になるといった話を聞き，統
合失調症ではないかと心配したようであった。

訪問診療の開始

　Nさんが住む古い工場兼自宅は，不潔ではないが所狭しと物が積み
上げてあり，地震が来たらどうなるかと思うような家であった。物の
置かれていない空間がほとんどない。工場と住居のあいだには土間の
ような空間がある。土間から住居に上がり積み重なった物のあいだを
抜けていくと，Nさんが起居している小さな部屋があった。

　Nさんは人目が怖いという割りには，愛想はよかった。見た目は年
相応であるが，話し方や態度は，上司の顔色をうかがう若手の工員と
いった感じで，閉居し始めた30代の頃のまま止まっているようであ
った。しきりにこちらを気遣って座布団を勧めてきたりする。「最初
はとにかく苦しくなって，何だかわけがわからなくて，怖くて外に出
られなくなりました」「もう長いこと発作はないんです，でも『また
起こったらどうしよう』と思うとどこにも行けません。時間が決まっ
ているのも無理なんです。『もし行けなかったらどうしよう』と思う
ので。だから歯を治さないといけないのに歯医者に行けないんです」
と話した。歯科はNさんの家の向かいにある。人目が気になることに
ついては，「みんな僕が働いてないことはわかってると思うんです。
それでも，平日の昼間に出歩くのは『働いてないくせに』と思われる
気がして，気になります」という。初めに発作が起こった頃のことは，
もうはっきり覚えていないのか，話したくないのか，曖昧な説明だっ
た。精神病症状はないようであった。酒の量はたしかに多く，昼間か
ら飲み始めてしまうことも多かった。昼間の時間を持て余しており，

酒を飲んでやり過ごしている面も大きそうであった。

　段階的に目標を設定して，行動範囲の拡大と飲酒量の減少を目指していくべきだと考え，まずは1日1回家の外に出ること，午後3時までは酒を飲まないことを提案した。

　Nさんは，これらの目標をなかなかスムーズには達成できなかった。しかし，継続して訪問していると，Nさんは人懐っこく，時折冗談を言いながら訪問診療チームとのやりとりを楽しんでいる様子に気づいた。またNさんは非常に手先が器用であることもわかった。飲み終わったビール缶を潰しているのだが，その潰し方がすべてぴったりとそろっている。「Nさんは器用なんですねえ！」と言うと，「もともと機械工だったんで」と，どんな仕事をしていたのかをいろいろと話してくれた。もちろん筆者は機械のことは何もわからないのだが，Nさんは工場では腕のいい働き者だったのではないかと思われた。

　昔の仕事の話などを聞かせてもらううち，興が乗ったのか，Nさんは自宅にある古道具を磨いたり，修理したりするようになった。時々自転車に乗って近くの古道具屋に行き，壊れた時計やオイルランプなどをただ同然で譲り受けてきて，修理するようになった。そして少しずつ修理した物が部屋や土間のなかに増えていった。土間は「古民家バー」ならぬ「昭和の町工場バー」といった雰囲気になってきた。飲酒量は少し減ったり元に戻ったりを繰り返していたが，日中と夜間とのメリハリがついてきた。

訪問看護の導入と膠着

　だんだんと，こういったNさんの人懐っこさと器用さを活かして，なんとかもう一段階ステップアップしたいと考えるようになった。クリニックでは革細工や手芸など手先の器用さが要求されるプログラムもやっているし，作業所で内職するのもいいかもしれない。しかしN

さんはいくら提案しても，どうも気が乗らないらしく，見学に行くことも難しかった。「いや，それはちょっと。決まった日に行かなきゃならない，みたいなのは無理なんで」という。

　それならば自宅での人のかかわりを増やそうと，訪問看護を依頼した。これにもずいぶん抵抗があったが，外のプログラムよりはましとしぶしぶ受け入れてくれた。しかしいったん開始してみると，訪問看護師とよく話をし，修理した物や手入れしている最中の物などをいろいろと見せているようだった。はたから見ていると看護師とのかかわりを楽しんでいるようなのだが，本人は「負担だからやめたい」と繰り返し言った。まあまあ，となだめたりすかしたりしながら訪問看護を継続してもらった。訪問看護師からクリニックのプログラムを紹介してもらうことも試みた。訪問診療チームでは，何か今後外に出ていくきっかけになるようなことができないかと知恵を絞ったが，どうにもいいアイデアが出なかった。

　そうこうしているうちに，Nさんとの関係は膠着状態になってしまった。Nさんは家のなかで古道具をいじったり酒を飲んだりすることに終始し，行動範囲を広げるような提案には聞く耳をもたなくなった。そこで，訪問診療チーム，訪問看護師，生活保護ケースワーカーでケア会議を行った。そして，Nさん自身の治療意思や，今後の希望を再確認することにした。

　支援者が集まり，Nさんに，次のように話をした。「Nさんは，訪問診療を始めた当初と比べるとよくなっているところがたくさんある。でも，少しずつ家の外にも出ていってほしいし，お酒との付き合い方にも改善しないといけないことがたくさんあると思う。Nさんの器用なところなどは素晴らしい長所だし，できれば家の外のプログラムに通うことを試してほしい。最初からきちんと通えなくてもいいから，少しずつチャレンジしてみてほしい。Nさんはどう思っています

か？」。Ｎさんはバツが悪そうな顔をして，「今はまだ無理です……」と言った。それでも，なんとか訪問診療と訪問看護は継続することを約束してもらった。

治療関係の後退，拒絶

その後，自宅外のプログラムを試すことを求められたのがプレッシャーとなったのか，急激にＮさんの飲酒量は増えてしまった。訪問の際に酒の匂いをプンプンさせていたり，泥酔して会話も覚束ないことが度々あった。再度，支援者が集まって訪問した。ケースワーカーは「生活保護費はお酒を飲むために支給しているのではなく，きちんと治療を受けなければならない」と話したが，Ｎさんは明らかに酔っており，話は耳に入っていなかった。後日になって，「そういえばケースワーカーさんが来たような気はします。はっきり覚えていませんが」などと言うのだ。Ｎさんは，正面から治療の枠組みを作ろうとしたり，働きかけを強化したりすると最終的には酒に逃げてしまうことを痛感した。そこで，支援者で協議し，直接的な枠組み作りをいったんストップし，いかにも支援を強化するというかたちではなく，見守りの頻度を増やしていく方針とした。訪問看護師が「近くに来たので，ちょっと顔を見にきました」といったかたちで訪問の回数を増やし，同様にケースワーカーも時々「ふらっと」様子を見にいくようにした。この支援体制で，徐々にＮさんの飲酒問題は落ち着いてきた。

連続飲酒からは回復できたものの，その後の治療について話し合っているなかで，Ｎさんは訪問診療を続けるかどうか迷っている様子を見せ，引き止めてほしいようなそぶりであった。こちらから継続の意思を示すとともに，「Ｎさんが大変なことはわかるけれども，Ｎさんにも守ってほしいことがある」と話したところ，「先生たちにこれ以上迷惑をかけるわけにはいかない」と，訪問診療の拒否に傾いてしま

った。その後，別の医療機関に移りたいとのことで，紹介状を記載した。

●訪問診療コーディネーターのポイント
・アルコール依存の患者さんは，まず本人の治療意思が重要であるが，訪問診療では外来通院と比べ治療意思が曖昧になりがちなため，注意が必要。
・支援の枠組みを作る際には生活保護ケースワーカーとも協議し，「生活保護としても，治療をきちんと受けることが重要だと考えている」ことを説明してもらった。

●訪問看護師のポイント
・本人が大事にしていること，価値観を探りながらかかわる。
・アルコールの問題はよいことではないが，「自分ではお酒をコントロールできなくなっている，お酒を飲んだうえでなんとかギリギリ生きている」ということを理解し，ありのままを尊重する。
・飲酒している状態では，指導はせず，飲酒してしまったことを受け止める。
・本人がふっと変化するタイミングを捉えてかかわる。

▶症例のポイント

　Nさんの健康な部分，得意な部分を見つけ，得意なことに関連するかたちで自宅内での行動を活性化させるアプローチは奏功した。しかし，自宅外の活動へつなげることは難しく，強めの行動変化の促しはアルコール問題の悪化を招いてしまった。背景に，把握できていないトラウマ体験などの要素があった可能性も考えられる。対人関係に不

安が強く，集団活動を促すと不安が高まって飲酒が増えていたのかも
しれない。ここで，さらに枠組みを作り直すよう強めに働きかけたと
ころ，決定的な関係の断裂を招いてしまった。変化が起こりそうに見
えるのになかなか起こらない場合や，支援者との関係が極端に不安定
な場合には，それが患者さんの性格の問題であるといった支援者の陰
性感情につながりやすい。支援者自身が状況を客観視するように努め，
慎重に粘り強くかかわることが求められる。

〈エピソード〉処方箋

　あるときNさんを訪問すると，壁のコルクボードに前回の訪問で発
行した処方箋が貼ってあった。「あれ，お薬をもらいにいかなかった
んですね」と聞くと，筆者が処方箋の日付を間違えて書いていたのだ
という。Nさんは日付の間違いに気づいたが，薬は残っており，新た
に薬局に取りにいく必要がなかったため，問い合わせの連絡もなかっ
たのだった。「間違えて申し訳ありませんでした。でも，間違えたの
を貼ってあると，少し恥ずかしいですね」と言うと，「いや，これを
貼ってると，先生に見られてる気がして，なんかいいなと思って貼っ
たんですよ」と話した。Nさんは支援者に対して親しいかかわりを求
めるようなところ，依存してくるようなところがあった。関係はでき
ているように思われたのだが，うまく支援を続けていくことができな
かったのが残念である。

［症例15］支援者の早いペースに混乱をきたした中年女性
──「無理です！　いっぱいいっぱいなんです！」

生活歴

　Oさんは50代の女性である。80代の母親と同居している。母親は統合失調症で過去には入院歴もあるが，今ではすっかり落ち着き，デイサービスに通いながら安定して生活している。父親は早くに亡くなっている。

　Oさんは若い頃，少し働いたことがあるが，いずれの仕事も長続きしなかった。30代から気分の落ち込みが目立つようになり，うつ病として治療を受けながら，母親の世話をしていた。50歳頃に抑うつ症状が増悪し，3ヵ月ほど寝込んでからは，腰がすっかり曲がってしまい，立ち上がると上半身が前方に大きく傾き，以前のように歩けなくなった。そのために通院が困難になり，母親と一緒に訪問診療に移行した。

訪問診療の開始

　訪問を始めたときにはすでに抑うつ気分は改善していた。自宅は下町の古い地区にある長屋の一室で，母親の介護ベッドとOさんの万年床，仏壇があり，さまざまな持ち物が所狭しと積み上がって足の踏み場もなかった。Oさんは母親の車椅子を歩行器代わりにして，ごく近場は外出できるが，遠くには行けないという。買い物はネットスーパーで済ませ，ご飯や野菜を炊いたりする程度の簡単な調理をしていると話した。

　明らかに安全性の問題などがあり生活環境の改善が必要であった。また，歩行障害についても適切な診断を受け，支援を利用できるようにする必要があった。しかし，「家のなかのことやお母さんのお手伝

いで困っていること，手伝ってほしいと思っていることはないです
か？」と尋ねても，「とくにないです，なんとかなってますので」と
いう。筆者は急いで支援を増やさないように自分自身に言い聞かせな
がら，1年ほど訪問を続けた。その間に，自宅の風呂は古くなってO
さんの歩行能力では入ることができず，長年風呂に入っていないこと
や，部屋のなかの古い物入れを処分して安全に台所まで歩けるように
したいと思っていることなどが少しずつ話されるようになったため，
改めて訪問看護を提案し，月に1回と少ない頻度で訪問看護を開始し
た。

　並行して，歩行障害については診断を受け，福祉サービスを使える
ようにする必要があると考えていたため，「暖かくなったら病院に行き
ましょうか。どこがいいでしょうかね」「病院に行くときには，ちゃ
んと歩行器が使えるように，私たちからも病院に連絡をさせてもらい
ますね」などと定期的に相談をするようにしていた。Oさんはその
たびに，「もう少し後で，自立支援の更新が終わったら行きます」「母
親の受診が終わったらにします」などと先送りしていた。その間，母
親が隣家の人に妄想をもったことがあったが，あまり強くなることも
なく経過したため，筆者らは安心していた。しかしOさんは母親の妄
想に対して，「そんなことを話しているのが隣の家に聞こえるんじゃ
ないかと心配なんです。ここは古くて物音は何でも筒抜けなので」と
神経質になっており，「最近どうも疲れていて，食事の用意も億劫で
……」と負担に感じている様子であった。

混乱と拒絶

　そんななかのある日の診察で，Oさんから，「デイサービスの人か
ら言われたんですけど，最近母親の血圧が低いみたいなんです。本人
は元気なんですけど」と相談された。他の病院の循環器内科から血圧

の薬が出ていたが，それ以外にもさまざまな循環器関連の薬が処方されていたため，筆者が勝手に減薬の判断をするのはためらわれ，「大変かもしれないけど，心臓を診てもらっている病院に連絡して，早めに受診できるか相談してみてはどうでしょうか」と提案した。Ｏさんは「わかりました，連絡をしてみます」と答えた。ついで，「そろそろ寒くなるので，その前に腰の受診もしませんか。私たちからも病院に連絡をしますので」と提案した。するとＯさんは突然手元にあったコップを手にとり，壁に向かって投げつけた。そして「無理です！　先生たちはね，私が母のことをするのを当たり前と思ってるんでしょうけど，大変なんです！　いっぱいいっぱいなんです！　今は私のことはどうでもいいんです！　放っておいてください！」と顔を真っ赤にして早口で怒鳴った。Ｏさんの怒りがトーンダウンするのを待ち，Ｏさんがそこまで難しいと思っているのなら受診は先延ばしすること，突然怒ったり暴力を振るったりされると安心して支援できなくなるので，言葉で伝えてほしいことを説明した。Ｏさんはこれらの説明に一定の理解を示したようであったが，明らかに不機嫌であり，筆者らは訪問診療を継続するという点を守るのが精一杯であった。

　その傍ら，母親が「本当にすみませんねえ，この子が失礼なことをして」とすまなそうに頭を下げてきた。

　その後も訪問を続けているが，感情を爆発させてしまったことを恥じているのか，Ｏさんは極端に萎縮したような態度になってしまった。関係が破綻するまでには至らなかったが，大きな負担をかけてしまったことを反省している。

●訪問看護師のポイント
・訪問看護をやっと受け入れてくれた，という受け入れ段階の利用者なので，「また訪問させていただきたいと思っていますよ」と支援

者の気持ちを伝えるようにする。

・受診の促しや，自宅の片づけを一緒にするなどの働きかけは急いで
行わず，まずは本人の思いを聞くようにし，利用者との関係構築を
図る。

▶症例のポイント

　当初からOさんは困っていることを言葉にして伝えることが少なく，
抱え込みがちで，支援をうまく利用できない人であった。この点から，
ゆっくりとしたペースで支援を進めることを意識した。しかし，Oさ
んの怒りが爆発してしまった日には，少し前から「疲れがちである」
といった要注意サインが出ていたにもかかわらず，母親の臨時受診，
本人の受診と2つの行動を求めてしまった。1つ勧めたら1つは抑え
る，という意識が行き届かなかった症例であった。

第10章
主体的なかかわりを引き出す

　精神症状が強かったり，生活上の障害が重かったりしても，それら
を改善するための行動変化を極端に避けたり，嫌がったりする患者さ
んがいる。その場合，「眠れないのでなんとかしてください」「薬でな
んとかしてください」といった受身的な態度になりやすい。これまで
にもいろいろなことを試して，結局うまくいかずに傷ついてきた経験
が背景にあったり，変化に対して強い苦痛を感じたりするのだろう。

　しかし，経過が長く複雑な患者さんでは，薬物療法だけ，あるいは
支援者の努力だけで改善する問題は稀である。患者さん自身の前向き
な取り組みがあってこそ，効果が得られることが多い。

　患者さんの主体的なかかわりを引き出すには，まず患者さん自身の
気づきを得ること，できそうな小さな行動変化から始めること，行動
ができたら評価し，成功体験を積んでもらうことが重要である。医療
者の期待に基づいて早いペースの変化を求めてはいけない。

[症例16]「無為自閉」の生活を送っていた中年男性
——「実は夜，自転車で出かけているんです」

生活歴

　Ｐさんは地方の生まれの40代の男性だ。比較的開発が進んだエリアの古いアパートに住んでいる。小学生の頃から勉強はからきし駄目で，学校も休みがち，万引きをして補導されたりしていた。両親からは虐待を受けていたようだった。中学を卒業した後，家出をして上京した。

　Ｐさんは上京後，中規模の工場に就職した。30歳過ぎまで勤めていたが，工場が廃業したため無職になった。以後数年間，倉庫の作業員などの非正規の仕事をしてなんとか生活していた。その頃，知り合いに紹介された女性と交際するようになり，子どもを授かり，結婚した。しかし，結婚後もＰさんは正規雇用の職を見つけられず生活保護を受給するようになるなど経済状況が厳しく，徐々に夫婦関係が悪くなり，2年足らずで離婚し，ひとり暮らしになった。

　この後から，Ｐさんは極端に仕事ができなくなった。仕事を探しはするものの，数日から1週間でクビになったりやめたりしてしまう。生活保護ケースワーカーが，「Ｐさんは，以前は非正規雇用でも最低限の生活費は稼げていたのに，最近はこんなに仕事ができていないのは，何か調子が悪いのではないか」と心配し，当院を受診させた。診察では，Ｐさんは漠然とした調子の悪さ，体調の不良感などを訴え，また，「人に悪く言われているのではないかと思うんです。外に出ると人に見られているような気がします」などと話した。

　統合失調症の診断で治療が始まった。少量の抗精神病薬を内服するようになったが，Ｐさんの調子が目立って上向くことはなかった。当初は，調子がいいときは仕事を探し，仕事が得られれば数日働いたり，

子どもに会いにいったりしていたものの，徐々にこれらの活動をしなくなった。そしてここ2，3年は自宅に閉居し，通院も不規則であった。デイケアに誘ってみたが，お茶を濁して見学にも至らなかった。ついに調子を崩して寝込んでしまい，通院が途切れがちになったため，訪問診療に移行した。

訪問診療の開始

　Pさんは古いアパートの一室に住んでいる。部屋にはテレビとベッドと灰皿，買い溜めたカップ麺があるほかは，ほとんど何もない。何年もここに住んでいるとは思えないような，無造作で無機質な部屋である。室内がジメジメしていてなんとなく清潔感がないが，買い物，掃除など生活の基本的な事柄は1人でできていることが見て取れた。

　どのように生活しているのか聞いてみると，「昼間はだいたいテレビを見ています」という。最低限の買い物をしに出かけるのみで，訪問診療スタッフ以外には会う人もいない。何が特別好きということもなく，ワイドショーなどを眺めているらしい。調子が悪いときについては，「調子は突然悪くなり，そのときは何もかも嫌になってしまって，何もできなくなるんです」と話した。しかし，訪問を開始してからは，目立って調子を崩すこともなく経過した。

　あるとき，訪問の際に「少しからだを動かしていますか」と尋ねると，「実は夜，自転車で出かけているんです。このあいだは○○に行きました」と話した。片道2時間くらいかけて，そのエリア（再開発されたビル街。夜は人気がない）まで行くという。「夜だと人目も気にならないし，なんだか無心になれます。夜風も気持ちいいんです」という。そのあたりに行くことが多いのかと尋ねると，「○○ってなんか好きなんですよ。このあたりはどうも人も街も古くてジメジメしているけど，○○はさっぱりしている気がします。そこの夜の灯りをぼん

やり見ていると気持ちが落ち着くんです」と話した。実は昔から時々夜の自転車散歩をしているのだという。「夜は暗くて危ないから気をつけてくださいね」と話していたところ，しばらくしてPさんは交通事故にあってしまった。幸い，首と腰が少し痛む程度でひどい事故ではなかった。Pさんは，とくにこちらがサポートしなくても，警察対応や整形外科の受診など最低限のことはできていた。

外来診療への移行

　Pさんの基本的な自立度からすると，訪問診療から離脱していけるのではないかと筆者は考えた。そこで，訪問を開始して2年ほどした頃に，「調子も落ち着いているので，また外来に来ませんか？」と提案してみた。しかし，Pさんは「やはり先生たちに来てもらえませんか？　外に行くのは不安で」と，訪問診療の継続を希望した。「もし調子が悪くなったら，また訪問診療を再開してもいいですよ」と言っても，外来通院に戻るのは嫌だという。

　Pさんは次のステップに進めそうなのに，進めない（元来の活動性に戻れない）状態が続いていた。Pさんの生活歴からトラウマ体験の影響も考えられたため，その後，あえて行動変化を求めず，活動プログラムの情報提供などで様子を見ていたところ，自発的に日雇いのアルバイトをしたり，健康診断を受けたりするなどの行動がみられるようになってきた。段階的なステップアップより，気が向いたときの単発の活動のほうがPさんの性に合っているのだろうと思い，それらの活動を評価しながら見守っていた。そして，次の訪問診療計画書の更新のタイミングで，「最近は少し仕事ができたり，前向きさが出てきているなと思います。次の半年の間に外来受診を目指しませんか。タイミングはPさんのいいときで大丈夫です」と改めて提案したところ，「じゃあ夏までには外来に行ってみようと思います」と合意が得られ

た。その後，Ｐさんのタイミングを待って外来診療に移行した。

●訪問診療コーディネーターのポイント
・支援者との関係がもともと強くなく，訪問診療の受け入れも不安定
　であることが予想された。その場合に，支援が途切れないようにか
　かわりを続けていくためにも，患者さんと訪問診療コーディネータ
　ーとの関係構築が必要だった。診察時に声をかける回数を意識的に
　増やし，関係構築を図った。
・時々アルバイトができるようになってきたが，調子には波があるこ
　とが予想される。一時的なアルバイト収入によって安易に生活保護
　が中断されないように，福祉に情報提供をした。

▶症例のポイント

　支援者が働きかけても患者さんがなかなか行動変化を起こせない場
合には，何かしら支援者が把握できていない事柄の影響を考える必要
がある。成育歴や病歴上でトラウマ体験は明らかになっていないこと
も多いが，集団での活動を嫌がることの背景にトラウマ体験の恐怖が
あり，そのために回避反応が起こっている場合がある。頑固な拒否の
裏には，フラッシュバックや回避が潜んでいるのではないかと，一度
考えてみたい。Ｐさんの場合は，幼少時の虐待などがそれに該当する
のだろう。そういった点を考慮し，Ｐさんが新たに行動できた点を評
価し，情報を提供する程度の軽い働きかけにとどめたことが，この事
例では奏功したと考えられる。

　また，Ｐさんは対人関係を求められるのは不得手な一方，人との交
流を伴わない作業や活動は得意であるようだった。今後，仕事を探す
際にはこの点を考慮する必要があるだろう。

〈エピソード〉日雇いアルバイト

　患者さんの家にはアルバイト情報誌が山のように積み上げてあった。訪問を開始してずいぶん経ってからそのことに気づき，仕事をしたいという気持ちを常にもっているのだなと思い，作業所の紹介などをした。その後しばらくして，「実は先週仕事をしてきました」という。聞けば，インターネットで応募し，駅で集合して高速バスで地方まで行き，深夜の片づけ作業をやってまたバスで帰ってくるという仕事をしたとのことだった。応募方法もきちんと賃金が支払われるのかも怪しく思われたものの，結果的に賃金は無事振り込まれ，生活保護への収入報告もされた。危なっかしい仕事の仕方で，支援者としてはハラハラさせられる。しかし，危ない仕事や犯罪に巻き込まれないかという点には配慮しつつ，柔軟に就労を支援することも大切であろう。

［症例17］支援を通じて自分の課題に向き合った若年女性
—— 「こうしていてもダメだと気づきました」

生活歴

　Qさんは下町で生まれ育った20代の女性である。両親は幼い頃に離婚しており，母子家庭で育った。幼少時から学校や友人関係への適応は悪かったが，思春期に性暴力被害を受けて以降，抑うつ，衝動性がみられるようになり，学校に行かずに複数の男性と交際するなどし，精神科に通院するようになった。当初はPTSDと診断されていたが，のちにうつ病とされ治療を受けていた。

　高校は中退しており，定職についたこともない。20歳頃に妊娠したが，交際相手は「自分の子どもではない」と言い張り，逃げてしまった。Qさんはシングルマザーとして子どもを産んだ。Qさんの母親

が稼ぐわずかなパート代のみでは生活が立ち行かず，母親とともに生活保護を受給するようになった。

Qさんは月に1，2回通院していたのだが，だんだん通院が途絶えがちになり，ついに中断してしまった。生活保護の担当者が家庭を訪問してみると，Qさんは酒浸りになっており，家事も子どもの世話もできておらず，Qさんの母親がなんとか子どもの世話をしている状態で，クリニックに相談の連絡があった。からだがだるくて通院はとてもできないとのことで，訪問診療を開始することになった。

訪問診療の開始

Qさんの自宅はかなり交通の便が悪いエリアにあった。住まいは古い2階建てのアパートだ。玄関を入ると台所があり，奥に寝室があった。台所は散らかっており，ジメジメとして清潔感がなかった。4，5リットルほどある焼酎のペットボトルが何本も置いてあった。寝室は布団が敷きっぱなしのようだ。家のなかは薄暗く，体臭や食べ物が腐ったような匂いが充満していた。

Qさんは年齢よりもやや老けて見えた。衣服や化粧に気を遣わず，清潔感がないからだろう。母親と3歳の息子との3人暮らしだった。困っていることについて尋ねると，「とにかくだるいんです，一日何もできない，うつだから。薬でなんとかできませんか。それからイライラもするんです。母親とひどい喧嘩になったり，息子にも怒り散らしたりします」という。日々の生活について尋ねると，夜はあまり眠れず，明け方から眠って昼前に起きていると話す。家事や子どもの世話全般を母親がしており，Qさんは時折洗濯をする程度ということであった。

飲酒について尋ねたところ，たしかに最近酒の量は増えており，昼過ぎから飲むこともあるという。大きなペットボトルから直接コップ

に注いで飲んでいるので量はよくわからないが，4，5リットルのペットボトルが1週間もたないようだった。「これだけ毎日飲んだら，だるくなっても仕方ないかもしれませんね。お酒の量について考えたことはありますか？」と尋ねると，「飲む量が増えたかなとは思っていました。でも，あるとつい飲んでしまうんです。飲んでいたらいろいろ考えなくてすむし」と話した。「何か困っていることや，嫌なことがあるんですか？」と尋ねると，「うーん……」とはっきりした返答はなかった。筆者は，昼間はなるべく酒を控えて，飲む量を意識してみることを提案した。ちょうど，ちゃぶ台の上に2合ほど入りそうな空き瓶があったので，「この瓶に焼酎を入れて，1日1瓶までを目標にするのはどうですか？」と提案してみると，意外にあっさり「やってみます」と受け入れてくれた。一方で，「薬でなんとかなりませんか？」と薬に依存的なところもあったため，「薬で一気に今の困りごとを解決するのは難しいかもしれません。まずはお酒を少し減らして，生活のリズムが整うようにやってみましょう」と話した。

　2週間後に訪問すると，Qさんは空き瓶を使って飲む量をはかるという提案を実践しており，「1瓶だとやっぱり足りなくてもう少し飲んでしまうんです，でも1日か2日は1瓶だけの日もありました」と報告してくれた。「試してみたことがまず素晴らしいですね。1瓶だけの日があったのも素晴らしいです！　続けていきましょう」と，Qさんの取り組みが続くように励ました。また，朝少しずつ早く起きるようにすること，日中酒を飲まずに過ごせるよう少し散歩に出ることや，買い物に行くことなどを提案した。

　続けて訪問していると，こういった話のできる日もあるが，泥酔して寝ている日もあった。そばに子どもがいることもあったが，子どもは年齢よりも幼く見え，落ち着きがなく，Qさんが静かにしているように言っても動き回っていた。Qさんは私たちの前でも「静かにして

いなさいって言ったでしょ！」と声を荒げ，叩くそぶりを見せた。「実は，健診で発達の問題があると言われて……耳の聞こえも悪いんです。今後どうなるのかと思って」とため息をついた。子どもは翌春幼稚園に入ることになっており，Qさんはかなり不安に感じているのだな，と思った。それだけでなく，母親にはQさんの不安をサポートする力がなく，子どもの面倒を見ないことや酒を飲むことについて感情的にQさんを責め，喧嘩になるようであった。Qさんは子どもを支え育てていくという役割に圧倒され，また母親からは責められているように感じ，自暴自棄になっているように思えた。筆者はなんとか生活を立て直せないかと考え，子どもの発達や聴力の問題に関しては相談に行ったり診察を受けるのが大事なこと，１人で悩まないほうがいいこと，訪問診療でも相談に乗れること，必要があれば学校でも支援が得られることなどを説明した。

　その後も，Qさんは訪問を始めたときよりはいいものの，昼から酒を飲むこともあり，家事の大半を母親に任せている状態が半年ほど続いていた。そのなかでQさんの行動によい変化がないか観察し，些細なことでもプラスに捉えるように心がけた。

外来診療への移行

　ある訪問でQさんは突然，「先生，私，こうしていてもダメだと気づきました。また外来に行こうと思います」と言った。「また行こうという気持ちになったのは素晴らしいことですね。どうしてそう思うようになったんですか？」と尋ねたところ，「うーん，結局私が変わらなければ何も変わらないんだと思ったというか……」と答えた。筆者は半信半疑であったが，訪問診療での働きかけを受けて，Qさんは自分なりに考えていたのだと思った。自宅からたまにおつかいに出る程度のことしかできなかったQさんがバスを乗り継いで半日がかりで

外来に来られるかは疑問であったが，無理であればまた訪問診療を再開すればいいし，Qさんが行動を起こそうとしていることを尊重するのが大事だと考えた。クリニック内で引き継ぎをしておくので，予約の電話だけ入れてほしいことを伝えた。Qさんは「わかりました」と答えた。しっかりとした表情であった。

　結局，Qさんは問題なく外来通院に戻ることができ，筆者はその後訪問することはなかった。

　その数年後，Qさんとたまたま再会する機会があった。Qさんが臨時に筆者の外来を受診したのである。Qさんは，「先生にまたお会いできて嬉しいです。あの頃は本当に最悪でした。今も大変なことはあるけど，なんとかなっています」と話した。聞けば，子どもは小学生になって特別支援学級に通うようになり，母親とは世帯分離し，前とは別の場所で子どもとふたり暮らしをしているのだという。短時間のパートもしているそうだ。以前とはうってかわって，短い診察の間に笑顔も見え，「肝っ玉母さん」のような風格をうっすらと漂わせていた。Qさんは支援を受けながらも，自分なりに考え，決心し，みずからの問題に向き合ったのである。

▶症例のポイント

　このケースでは，患者さんの主体的なかかわりを引き出すために，小さな目標設定をしながら本人の気づきや行動変化を促し，その取り組みを積極的に評価するアプローチをとった。Qさんには当初から目標に取り組んでみるような柔軟さがあったが，このアプローチの途中でQさんが自分自身と家族の問題に向き合うという姿勢に変化したことで，病状も大きく改善した。その姿勢の変化には，支援を受けながらなんとかやっていくことができそうだという実感がよい影響をもたらしたのではないだろうか。

［症例18］抑うつと希死念慮に苦しみ支援を受け入れた中年女性
——「壁の穴は首を吊ったときに開いた穴です」

生活歴

Rさんは40代の女性である。現在の住まいの近くで生まれ育った。父親は酒浸りで働かず，母親はスナックを営み，家計を支えていた。父親は母親に暴力を振るった。母親はRさんに対して身体的な暴力こそないもののきつくあたり，年が離れたRさんの弟を溺愛していた。

Rさんは高校を卒業した後，小さな会社に事務員として就職した。会社の上司と20代前半で結婚したが，夫はやはり酒を飲んで暴力を振るうことがあり，2人の娘をもうけたものの20代後半で離婚した。離婚後は生活のためにパートや内職を掛け持ちし必死に働いたが，家計は苦しく，娘が学校の勉強についていけないなどの負担も重なって，精神的に追い詰められていった。また，Rさんに対する母親の干渉も強くなった。母親は「○○ちゃん（長女）の成績が悪いのはあんたのせいよ！　もっとちゃんと面倒を見なさいよ！　あんたは何をやってもダメね！」とRさんを繰り返し責めた。

離婚後数年した頃，長女は持ち物を繰り返し確認するようになり，確認の対象は徐々にさまざまなものに広がった。長女は確認がやめられず学校に通えなくなり，精神科病院を受診し，強迫性障害と診断された。Rさんは長女の世話にかかりきりになってしまい，仕事をやめ生活保護を受給するようになった。

長女が強迫性障害の治療を開始して数年たち，やっと落ち着いたかと思った頃，今度は次女が不登校になった。Rさんは数年来，不調を感じていたが，強い疲労，不安，寂しさでついに何もできなくなってしまい，自身も30代後半で精神科を受診することになった。Rさんはうつ病と診断され，薬物療法が開始された。症状は少しずつ落ち着

いたが，慢性的な抑うつ状態が続いていた。その頃は，他者とのかかわりは乏しいものの，買い物，炊事など最低限の家事はできていた。しかし不運なことに，40代半ばでRさんは交通事故にあい，下肢を骨折してしまった。その後，寝込みがちになり，全身の痛みに苦しむようになった。痛みは慢性化し，通院の後は疲労で何日も寝込むようになった。「もう通院はできません，なんとかなりませんか」と懇願され，40代後半で訪問診療に移行した。

訪問診療の開始

　Rさんは，「いつも苦しいんです。体中が痛くて，眠ってしまいたいのに夜は眠れません。いつも死にたいと思っている。首を吊ろうとしたこともあったけど死ねなかった。壁の穴は首を吊ったときにぶつかって開いた穴です」と重たい表情で話した。この頃のRさんは，ひきこもりの娘たちと同居していたものの，ほとんど会話することもなく，娘に迷惑をかけないようにと物音すら立てないよう気を遣って生活していた。Rさんへの理解が乏しい母親はすぐ近くに住んでいたが，Rさんは母親を避けるようにして過ごしていた。昼間はほぼ寝て過ごし，夜になると早々に睡眠薬を服用するが，眠れないため酒を飲んでいた。痛みを紛らわすために酒を飲むこともあった。飲酒量は徐々に増えているようだった。

　「昼間ずっと寝ていたら夜は眠れないし，からだの痛みもますます強くなるように思います。ほんの少しずつでいいので，起きて過ごすことを考えてみませんか」と話しても，「今，もう死にたいくらいつらいんです。寝ているだけでもからだが痛いんです。起きることなんてできません」と取りつく島もなかった。「1人では難しいから，看護師さんに来てもらって一緒にやっていくのはどうですか？」と訪問看護を提案しても，「家には誰も来てほしくないんです，人とかかわ

るのは本当に嫌なんです」とやはり拒否した。一方で，「薬だけは絶対に減らさないでください」と薬に対しては依存的であった。うつもからだの痛みもよくなりようがない生活が固定してしまっており，その背景には，不調であることによって現実の問題を回避するような気持ちがあるのではないかと思われた。こちらの働きかけにはまるで応じてくれないが，訪問は続けなければならないという状況になってしまった。

その後は訪問のたびに生活の様子を確認し，Rさんができそうなことを慎重に選んで少しずつ提案するようにした。「からだの痛みが和らぐかもしれないから，簡単なストレッチをしてみませんか。興味があれば参考になるものを持ってきますよ」「睡眠薬をもう少し遅い時間に飲んでみませんか」といった具合である。「それは……考えるだけでも嫌です，絶対無理です」と興味をもってもらえなかったが，コツコツ働きかけを続けた。

しばらくして，Rさんは酔った状態でコンビニに行ったところを母親に見られてしまった。母親はRさんが酔っているのを見て激昂し，「やっぱりおまえは父親に似てアル中だ！」とRさんを叱責した。そのままRさんの部屋に乗り込み，酒をしまいこんでいないか，家のなかを探し回ったらしい。

母親は診察内容にも口を出すようになった。ある診察時にやってきて，「この子はアルコール依存症なんです。抗酒薬を飲ませてください。父親もアル中だったんです。それから，この子はうつ病もひどいんです。私の友だちは電気治療（電気けいれん療法）ですっかりよくなった。この子も電気治療を受けさせたい。この子がいつまでたってもよくならないのは先生のせいですよ！」と強い口調で一方的に話した。「アルコールも気をつける必要があるけれど，今は生活全体を少しずつ整えていくことが優先です。今の調子の悪さは薬や電気けいれん療

法だけでよくなるようなものではありません。お母さんも，ご心配だと思うけれど，ああしろ，こうしろというよりは，一歩引いて温かく見守ってみてください」と話しても，まったく理解は得られなかった。Rさんは母親の前でうなだれ，「母の言う通りです……」と言うのみで，ほとんど言葉を発することもなかった。

治療に対する態度の変化

　母親はその後も診察に乗り込んできては一方的な主張をし，日頃はRさんが酒を飲んでいる様子がないか無遠慮にチェックし，何かにつけてRさんを叱責していくのだという。Rさんは目に見えて元気がなくなった。筆者はRさんに対して，「思い切って生活を変える努力をしませんか。お母さんも納得できるような方針を考えて，お母さんには少しゆったりと見守ってもらえるようにお願いしてみるのはどうでしょうか」と提案した。具体的には，看護師の訪問を定期的に受け，一緒に軽い身体活動をすること，健康的に食事をとれるように配食サービスを利用することなどを提案した。Rさんは「母に怒鳴られるとパニックになって，からだがフリーズしてしまうんです。そうすると母はますます怒るんです。これ以上母に監視されるのは死ぬよりつらいです。母を納得させられるのなら頑張ってみます」とこれに同意した。

　そして，診察の場に母親に来てもらった。筆者は，いくら心配でも感情的に叱責したり一喜一憂したりするのはRさんにとってよくないことを説明した。そして，Rさんの現在の状態とRさん自身の治療への希望を踏まえ，訪問診療と訪問看護を利用して生活を立て直していくこと，その他の具体的な計画について話し，アルコールの専門病院や電気けいれん療法などは現在は検討しない方針にしたことを説明した。母親として心配なことがあれば，訪問診療の際に同席して伝えて

もらい，感情的にRさんを叱責することにならないようにお願いした。

　すると母親は「あんた，医者なんていくらでもいるのよ！　こんな先生に来てもらう必要なんかないのよ！　なんで私の言うことを聞かないの！　あんたは本当にこうしたいわけ？」と不満を爆発させた。しかしRさんが「今は先生が言ったようにやってみたい……お母さんに怒られるとパニックになって，からだがフリーズしてしまうの……」とおどおどと話したところ，母親は怒った顔で，「なら好きにすればいいわ。あんたが困っても面倒なんかみないからね」と言い放った。

　以後Rさんは，訪問看護や配食サービスを利用するようになり，ストレッチも始めた。寝ている時間が少し減ったためか，まず食欲に改善がみられた。それを敏感にキャッチした訪問看護師が，Rさんと食生活について話したり，一緒にスーパーの惣菜売り場を見にいったりするようになった。数ヵ月後には，Rさんは看護師と一緒に簡単な料理をするまでになった。気持ちの落ち込みやからだの痛みは慢性的にあるが，程度は少し軽くなり，これらを意識しなくなる瞬間がふっと出てくるようになった。Rさんは「好きなものが食べられることがとても嬉しいんです。最初は看護師さんに来てもらうのも本当に苦痛で，ずっとやめたいと思っていたけれど，1人ではこんなによくならなかったと思います」と少し照れながら話した。その後も一進一退ではあるが，Rさんの気分と活動性は徐々に改善し，からだの痛みやアルコールの問題は少しずつ小さくなっている。

●訪問診療コーディネーターのポイント
・母親が治療方針に口を出してくるようになって初めて生活保護ケースワーカーや保健師と連携をとったが，もっと早くから連携することができればよかった。

・クリニックからは遠方であったため，その地域の生活保護ケースワーカーや保健師などとは普段からの関係性がなく，連携が難しかった。

▶症例のポイント

　Rさんは，うつ，不眠，からだの痛みの悪循環が起こるような生活をしており，変化を促す働きかけへの反応は乏しかった。しかし，母親との衝突を機に，Rさん自身が治療に主体的に取り組んでいくよう方向転換することができた。

　Rさんは過去にトラウマ体験を抱えていた。トラウマ体験は，治療関係を含む人間関係全般を不安定なものにするのではないだろうか。その場合には，より粘り強く慎重な関係構築が重要になる。明確な約束や同意を介在させることで，治療関係を理解したり，維持したりすることが容易になる場合もあるかもしれない。

　治療関係が不安定なときに，患者さんのこころに働きかけるのはなかなか難しい。そんなとき，筆者はまず生活の立て直しを考えるようにしている。それも，可能なものから一つひとつ行うことが大切だ。生活が少し楽になる，少し余裕が出るという実感が，さらなる生活の立て直しのモチベーションにつながるのではないだろうか。生活の安定は治療関係を安定させ，精神症状も和らげるように思う。

〈メモ〉トラウマ体験

　複雑な経過をたどる患者さんのなかには，過去に何らかのトラウマ体験をもつ人が多くいるように思う。こうした人たちの一部は複雑性PTSD（ICD-11）と診断できるのかもしれない。いずれにしても，支援者を含め，周囲の人に対して敏感で猜疑的になりやすく，安定した支援関係を築きにくい。信頼関係を築くまでに時間がかかることを意

識しておくことで，双方にとって無益な陰性感情が生まれるのを避けることができる。症例16，17，18はいずれもトラウマ体験があるケースであった。

第11章

家族を支援する

　長く障害を抱えている患者さんでは，家族の献身的なサポートでなんとか生活が成り立っている，ということも多い。そのような場合，家族のこれまでの努力に敬意を払い，家族を立てながら少しずつ支援を利用し，余裕をもってもらうことが重要だ。

　また，このようなケースでは，家族関係が閉鎖的になっており，家族の間に緊張があることも多い。支援の利用によって適度に家族同士の距離がとれ，関係が安定することも多いように思う。

[症例19]娘に素直に頼れず，嫌味ばかり言っていた高齢女性
—— 「つらいつらいって言われて，私がつらいんです」

生活歴

　Sさんは地方出身の80代の女性である。十数年前までその地方の田舎町に住んでいた。若いときから人付き合いは得意でなく，年をとってからはすっかり気難しい老婦人になっていた。娘は成人後，東京で結婚生活を送っていた。Sさんは夫が亡くなった後，70歳頃に上

京し，娘一家と同居するようになった。Ｓさんは娘一家と同居を始め
て以後，漠然とした不安や気持ちの晴れなさを訴えるようになり，当
院を受診した。うつ病と診断され，抗うつ薬を継続していたが，加齢
とともに徐々に体力が落ち半日がかりの通院が難しくなったため，訪
問診療に移行した。

　Ｓさんの住まいは，下町の工場と住宅が入り混じった地域にあるファ
ミリー向けのマンションだ。地下鉄や鉄道駅まではバスに乗って出
ていくしかない場所である。

訪問診療の開始

　Ｓさんは色白で小柄，神経質そうな雰囲気の女性だった。認知機能
は年齢相応で，身の回りのことは自分ででき，介助すれば階段の上り
下りもできるくらいには体力があった。

　診察にはいつも娘と猫が同席してくれた。訪問診療に移行した時点
では，Ｓさんは「眠れない」「胸がモヤモヤして苦しくなる」「気分は
よくない」などと話すものの，明らかな抑うつ気分や活動性の低下は
なく，うつというよりは現在の生活のなかで，Ｓさんの意向に沿わな
いことに対してこのような反応をしているように感じられた。また，
Ｓさんは，同居している娘にもっとかまってほしい，同時に負担をか
けたくないと思っており，負担をかけないよう我慢していることに気
づいてほしい，といった様子であった。そのためにＳさんのさまざま
な欲求は婉曲に表現され，真の意向を娘が読み取れなかった場合，か
らだのつらさを訴えたり，嫌味を言ってしまったりすることが繰り返
されているようだった。娘からは母親と同居していることの疲れが感
じられた。たとえば，娘がパートに行こうとすると，Ｓさんは「あん
たは元気でいいねえ，私は本当に苦しいのよ」などと実に恨めしそう
に言う。これは１人で過ごす不安や娘にかまってほしい気持ちからく

るようだったが，娘にその真意は伝わらず，娘は，「いつも苦しい苦しいと言われて，どうしたらいいかわからなくて困っているんです」と話した。困った娘はＳさんとのかかわりに及び腰になっていた。一方でＳさんは娘の遠回しな拒絶を感じると，さらにからだのしんどさを訴えて娘のかかわりを要求するという悪循環になっていた。

　Ｓさんは診察中，漠然とした不調感をしつこく訴えた。「先生，なんとかしてー。もっとぐっすり眠りたい，もっと薬を出して」といった具合だ。しかし，生活のリズムはまずまず整っており，眠りが浅いことも年齢を考えれば許容できる水準であり，薬物療法の強化によって熟眠感が大幅に改善することはあまり期待できそうになかった。むしろふらつきなどの副作用が心配だ。しかし，娘も，「つらいつらいって言われて，私がつらいんです。先生，なんとかしてください」という。「薬でも何でもいいからどうにかしてください！」という暗黙のプレッシャーを感じる。どうしたものかと思っていると，たまに猫が「ニャー」と鳴いて緊張を緩和させてくれた。

支援の利用と家族全体の変化

　Ｓさんと娘の関係が一対一ではなく，もう少し多くの人がＳさんを支えるようなかたちになれば，猫が緊張を緩ませてくれたようにガス抜きをする役割の人がいれば，悪循環にならずにすむのではないかと考えた。デイサービスに行けないものかと思ったが，Ｓさんはすでに何回かデイサービスを試したものの，人付き合いは苦手だし，気疲れして嫌だと言って，どうしても続かないのだという。そこでまずは訪問診療を続け，慣れてきたら訪問看護やリハビリを依頼してみようと考えた。

　娘に迷惑をかけまいと努力している部分など，Ｓさんのよいところをなるべく見つけて，明るく親しい雰囲気で褒めるように心がけた。

「食欲がない」と言われたら「食欲がなくても頑張って食べているんですね！　体重が減っていないのは素晴らしいですよ！」と褒め，娘と車椅子で散歩に出て少し歩いたと聞けば「お天気がよかったから気持ちいいですよね，外で歩くと足腰が鍛えられますね」など，些細なことでもとにかく褒めるようにした。Ｓさんにフィードバックするだけでなく，娘に対しても，これまでと違ったＳさんとのかかわり方に関心をもってもらいたかったからだ。また，高齢で気難しい母親と同居し，うまくやっていくのは相当に大変であろうと想像され，診察を終えて帰る際には，「娘さんもいつもお母さんのことが大変ですね，からだに気をつけてくださいね」などと娘を労うように心がけた。

　数ヵ月すると，Ｓさんの雰囲気からトゲトゲ，ジメジメしたところが少しずつ薄れ，娘からもＳさんを避けるような雰囲気が薄れてきた。Ｓさんは徐々に筆者や娘の提案に耳を貸すようになった。デイサービスには行かないが，訪問看護を受けるようになった。そして褒め上手な訪問看護師と一緒に，ちぎり絵のリハビリを始めた。「『Ｓさん，素早いし，上手ですね！』ってまた褒められたわ」と，訪問看護師のかかわりは大げさで迷惑だと言わんばかりの口調で話したが，その話し方にはＳさんが喜んでいることが表れていた。娘が「散歩に行こう」と言っても断ることが多いが，訪問看護師に「リハビリになるから行きましょう」と言われるとしぶしぶ車椅子で外出し，公園で少し歩いたりしている。また，娘の入院を契機にショートステイにも行くようになった。現在では月に一回決まってショートステイを利用している。娘が入院するためということになっているが，年齢相応にはしっかりしているＳさんは，娘が初回以降は実際に入院していないことにもう気づいているだろう。しかしそのことを嫌味ったらしく尋ねることもなく，「お泊まりは嫌」と言いつつも受け入れている。「お泊まりに行ったら，『Ｓさんは綺麗ね』っていつも言われるんよ」などと話すこ

ともある。ショートステイは嫌だけれど仕方なく行っている，という姿勢ではあるが，実は施設の職員とのかかわりを楽しみにしているのではないだろうか。

●訪問診療コーディネーターのポイント
・高齢者はADLの変化を観察して，長期的な支援のニーズを予測する
　必要がある。

▶**症例のポイント**

　Sさんは，娘の介護のおかげで生活全体は破綻していなかった。しかし，Sさんと娘のあいだには長年に及ぶ強い緊張感や葛藤があり，容易には変化しない状態になっていた。そんなときこそ，支援者が外から家に入る意味があるように思う。いわば家の空気を入れ替えるのである。その際，家族を「よくやられていますね」「よく頑張っておられますね」と労うことが，家庭内の緊張を緩めるのに役立つと筆者は考えている。家族は「誰にもこの苦労はわからない」と思っていることが多く，理解することが支援の第一歩になるのである。

　またSさんの場合は，長期的にADLが下がっていくことが明らかであった。そこで，訪問診療が安定して導入できたら訪問看護やリハビリを依頼するという計画を立てたが，訪問看護師の温かいかかわりもあって，強い拒絶を受けることなく開始することができた。結果として家族との関係は安定し，Sさんの精神状態も落ち着いていった。

〈エピソード〉訪問看護師のかかわり

　Sさんには訪問看護師がとても柔軟にかかわっており，状態の安定と支援の利用に大きな役割を果たしていた。あるとき，Sさんの部屋の壁に国民的タレントの写真が貼られていることに気づいた。2枚貼

ってあるが，いずれも家庭用のプリンターで印刷したもののようだった。「○○くんのファンなんですか？」と尋ねたところ，「そうなの。○○くん好きなんよ。毎朝，（写真に向けて）おはようって挨拶するの」という。「そうですか，部屋に写真があると，元気が出ますね。この写真，どうしたんですか？」と尋ねると，訪問看護師がわざわざプリントアウトしてきてくれたのだという。そのことで，Ｓさんの日々の楽しみができたのである。

［症例20］家族が一手にケアを担っていた重度の障害がある中年男性
──「ありがたい，ありがたい」

生活歴

　Ｔさんは重度の知的障害を伴う自閉症の40代男性だ。高齢の両親が世話をしている。

　家は小さな畳屋である。Ｔさんの父親は中学校を出た後に見習いに出され，しばらく修業した後に家業を継いだ。父親は若い頃からやや風変わりで，気難しく，人付き合いを避けて，黙々と仕事をする職人かたぎの人だった。それに対して母親は人当たりのいい，穏やかな，優しい人だ。もともとそうだったのであろうが，長年にわたり，気難しい夫と自閉症の息子を気遣い，世話し，近所の人や付き合いのある業者とのあいだをとりもちながら生活してきたことで，人の好さにさらに磨きがかかっていた。

　Ｔさんはほとんど意味のある言葉を話すことはない。多くの時間，「あー，わー」とかなり大きな声で叫んでいる。理解するほうは話すよりもだいぶよく，うなずいたり，首を横に振ったりすることで，「嬉しい」「眠い」「喉が渇いた」「お腹すいた」などさまざまな意思表

示をすることができる。母親とはもっと複雑なコミュニケーションもとっているようだった。

　Ｔさんは生活全般にこだわりが多かった。感覚過敏なのか，衣類にこだわって，気に入ったものしか着ず，着替えをしたがらない。気温に合わせた服が着られないため，頻繁に風邪をひく。イライラした様子が目立つことも定期的にあり，そういうときはチラシなど紙を大量にちぎって発散している。睡眠リズムがうまく定まらず，日中に寝て夜中に起きていることもしょっちゅうだ。区の福祉施設を利用しているが，通所できるのはよくても週に２回程度で，２～３ヵ月行けないこともある。

訪問診療の開始

　Ｔさんはイライラやこだわりの強さを抑えるため，長年薬物療法を受けていた。しかし，こだわりや声出しのために，受診は一苦労であり，また両親が高齢になったため，訪問診療に移行した。訪問を開始すると，Ｔさんの世話のほとんどを母親が担い，父親は我関せずといった体で独特の生活をしていることがわかった。父親は「人に会うのは緊張するから嫌なんだ」と言い，対人的なことはすべて妻任せで，仕事はやったりやらなかったりとムラがあり（仕事の納期に遅れることはないようだが），深夜から何時間も風呂に入って明け方に寝たりする。Ｔさんの叫び声に対して，「うるさい！」と怒鳴ったりすることもよくあった。Ｔさんの世話だけでも大変なのに，父親がこんな様子では母親は苦労が絶えないだろうと想像された。しかし，母親は，献身的ではあるものの，自己犠牲的になっている様子はなく，とても気持ちよくＴさんを世話していた。一方で，父親はまったく母親の働きを理解していないようだった。

　筆者たちも，このような母親がＴさんのこだわりに対して長年の工

夫の末編み出した方法以上のことをすぐに提案できるわけではない。なるべくＴさん自身と交流をもち，実際に診察しながら処方を調整することと，母親の苦労を労うことに重点を置いた。筆者にとってはＴさんとの直接的なコミュニケーションは容易ではなかったが，Ｔさんと母親はさまざまなコミュニケーションをとっているようであった。そこで，Ｔさんの理解は思ったよりよいことを念頭に置いて，Ｔさんから見た訪問診療チームの姿を意識してかかわるようにした。まず，訪問した際は，「Ｔくん（母親はＴくんと呼んでいた），こんにちは，調子はどうですか？」とＴさんの顔を見て話しかけた。両親とＴさんの話をするときは，Ｔさんが話の内容，少なくともＴさんについてポジティブな話なのかネガティブな話なのかを理解している前提で，不用意にネガティブなことを言わないように注意した。帰るときにも「Ｔくん，また来ますね，からだに気をつけてくださいね」などと挨拶するようにした。するとＴさんは，ペコリと頭を下げて挨拶してくれるようになった。

　訪問診療を続けるうちに，Ｔさんの叫ぶ声にも，気持ちのいい声のときと，イライラして苦しい声のときがあることに気づいた。「今日は穏やかないいお声ですね」などと言うと，母親が「そうなんです。実は今週は朝機嫌が悪くて，もう通所できないかなと思っていたら，持ち直して午後から行けたということがあったんですよ」「あんまり通所できていないんですが，玄関に座って外を見ているんですよ。気持ちが外向きになってきたんだと思います」などとＴさんの細かい変化を話してくれるようになった。母親がこのように話すと，Ｔさんはこころなしか嬉しそうであった。

　Ｔさんは生活リズムが定まっておらず（これには父親の不規則な生活の影響が多分にありそうだ），当初は訪問の時間帯に寝ており居間にいないことも度々あったのだが，気づくとそういったことはなくなっていた。

時々居間で布団にくるまって寝ていることはあるが，母親によると
「先生が来るのを楽しみにしていて，さっきまで起きて待ってたんで
すけど……」「明日は先生が来る日よ，って言ったら嬉しそうにして
いたんですよ」とのことであった。どうやら，Tさんのために訪問し
ている，ということが嬉しかったようだ。Tさんは感覚過敏のためか，
手を縛ったりするのがとても嫌で，採血や血圧測定をしなければな
らないときは大騒ぎだったのだが，だんだん血圧が測れるようになっ
た。

家族の変化

　Tさんの変化とともに，徐々に父親が診察の場に同席することも増
えた。訪問を始めた当初は，父親は私たちの前でも平気でTさんを怒
鳴ったりすることがあったのだが，そういったことがなくなった。筆
者たちと母親とのやりとりを聞いて，Tさんをそれまでとは違う目で
観察しているようであった。「こいつ（Tさん）の頑固なところはね，
どうもうちの親父に似たんだと気づいたんですよ」など，観察したこ
とをとぼけた表現で話すこともあった。筆者は，父親の前で意識して
母親の観察を丁寧に聞き，母親の働きを労うようにした。「お母さん
が考えている通りでしょうね，さすがお母さんはTくんのことをよく
見ていますね。なかなかそんなふうに気づけませんね」といった具合
である。父親は我関せずで生活していたのが，わずかながら母親の手
伝いをするようになり，一家は少しずつ母親を中心としてまとまって
きたようだった。すると，ある日突然，Tさんは母親に対して「あり
がたい，ありがたい」と言ったというのだ。母親は，「（福祉施設で）
学んできたんですかね？　でも『ありがたい』って言われると嬉しい
ですね」とニコニコしていた。以後，「ありがたい，ありがたい」は
Tさんの口癖になった。

　Ｔさんが少しずつ両親以外の人間がかかわることに慣れてきたと感じ，訪問看護，福祉施設への送り出しをしてくれるヘルパーなどを段階的に利用するようにした。いずれも，Ｔさんは訪問を楽しみにしているようで，予定をちゃんと把握しているのだという。数年来のかかわりのなかで，最近はとくにＴさんの笑顔が増えてきたと感じている。

●訪問診療コーディネーターのポイント
・母親がケアの負担を抱え込んでいたが，なんとか一定の支援を利用してもらうことができた。
・両親がさらに高齢化した後の支援のあり方について検討が必要。
・障害者と高齢者の家庭であり，何らかのきっかけで家庭でのケアが破綻したり，災害時等に適切な対応がとれないリスクがあり，障害福祉課にも定期的に情報提供をした。

●訪問看護師のポイント
・まずは家族がこれまで頑張ってきたところ，これまでに利用者自身ができるようになってきたことをありのままに理解し，肯定する。
・利用者のペースを邪魔しないようにかかわる（自閉症の人には特有の不得手なこと，不快な刺激がある）。
・家族と支援者とのあいだによい関係ができていることを，利用者自身に感じてもらう。

▶症例のポイント

　Ｔさんは長年にわたって家族のケアを受けており，今後も継続して高度なケアが必要であった。当初はケアの負担が母親に偏り，父親はＴさんを叱責したり，非協力的な態度をとったりしていた。こういっ

た場合には，ケアを受ける人とその家族を全体として見るように意識するべきだろう。家族全体を意識して支援することで，閉鎖的になりがちな家のなかの空気を入れ替え，家族のそれぞれが互いに新鮮な視点で相手を観察したり評価したりするきっかけになる。このケースでは父親の態度が訪問診療開始後に大きく変化した。

　Tさんに対する母親の献身的なケアには当初から頭が下がる思いでいっぱいであった。そういった母親のこれまでの努力を尊重し，母親が担っていたケアをサポートするかたちで，訪問看護やヘルパーの利用を開始することができた。

　家族の働きは，当然のことのように捉えられがちである。家族にとって，支援者からの改めての労いには，少し疲れを和らげてホッとさせるような働きがあるのではないだろうか。はっきりと言葉にして労うことが大切だと感じている。

〈エピソード〉嫌いになっちゃうよ

　Tさんは知的障害を伴う自閉症である。当初は言葉の理解は非常に乏しいと思っていた。しかし，訪問を重ね，母親からさまざまなエピソードを聞くうちに，実は言葉はかなり理解しているが，発語が極端に苦手なのだということに気づいた。たとえば，母親が「明日は外出プログラムの日だから楽しみね」と言うと，ニコニコし，言葉にならない声を出しながら手をあげる。

　しかし新型コロナの流行で在宅生活が続き，Tさんは少し退行してしまったようだった。母親の促しでトイレに行くことができず失禁してしまうことが続いた。ある日，母親が困り果てて，「こんなんじゃ，嫌いになっちゃうよ」と言ったところ，悲しそうな顔をしてメソメソと泣いたのだという。その日は一日しおらしく過ごしたそうだ。みずから言葉を発することはできないが，聞いた言葉はよく理解している

のだと改めて気づかされた。障害や認知症などのために，一見理解が乏しい患者さんも，支援者の発言や態度を理解しているという意識でかかわることが大切だ。

［症例21］親族の圧力で混乱をきたした高齢女性
──「お姉さん，こころを強くもってください」

生活歴

　Uさんは地方生まれの80代の女性である。幼少時に父親が亡くなり，貧しい母子家庭で育った。きょうだいは3人いるが，すでに亡くなっている。Uさんは生まれた町で中学を出た後，衣料品などの製造工場で働いた。20代で見合いをして結婚した。子どもはいない。40歳過ぎで都内に出てきてからは主婦であった。近所付き合いはほとんどなく，近くに友人もいない。2年ほど前に夫が亡くなって以降は，低所得者向けのアパートでひとり暮らしになった。

　夫が亡くなった年の夏，Uさんは熱中症で地域の病院に搬送されて入院治療を受けた。その頃から不眠などの不調を時々訴えるようになった。不調になると，食事をとらなくなり，また強い不安を訴え，困惑したような状態になった。地域の病院が内科的な精査を行ったが，消化器系の疾患などは見つからず，内科医は困ってしまい，当面の生活支援として介護サービスを導入し，その後はヘルパーが買い物や調理を手伝った。Uさんは調子がよければ自分で買い物等ができたが，不調になると生活が成り立たなかった。そのためやむをえずショートステイを利用すると，すぐに不安の訴えは消え，落ち着いて過ごせるようになる。不調に陥るとしばらくショートステイを利用し，自宅に戻るということを数ヵ月に1回繰り返していたのだが，あるときショ

ートステイから家に戻った後も不安が強いとのことで，訪問診療が依頼されたのであった。

訪問診療の開始

　初めて訪問したとき，Ｕさんは「不安が強く自宅にいられない」という事前の相談内容とはまるで違った様子で，ニコニコと筆者たちを迎え入れてくれた。「先生が出してくれた薬（内科で処方された抗不安薬）がとてもよく効きまして，今はなんともありません。調子はいいです。食欲もあります。食事はヘルパーさんが作ってくれるんです。自分でも少し作ります。ショートステイに行くと安心するんです」と，やや一方的に話し，冷蔵庫やお薬手帳，お薬カレンダーなどを次々と見せてくれた。

　この診察の時点では，はっきりとした不安や，抑うつなどはみられなかった。受診やショートステイの利用などの記憶はきわめて正確で，認知機能は年齢相応以上にしっかりしていることがうかがわれた。しかし，これまでの経過について尋ねても，Ｕさんの内的な体験が話されることはほとんどなく，発言は表面的だった。その様子や人付き合いがほとんどない生活をしてきたことから，対人関係が不得手な人なのだろうと考えた。もしかしたら，夫がＵさんの社交面を担っており，そのために夫が亡くなってから混乱をきたすようになったのではないか，などと想像した。

　初回訪問に同席してくれたケアマネジャーは，「いつもはショートステイを利用するとコロッとよくなるんですが，今回は帰ってきてからも調子が悪くて，どうしたらいいかと思っていました。長期的には施設かな，と話しています。近くに義理の弟さん夫婦がいて，時々顔を見せてくれているようです」と状況を説明してくれた。サービス利用などはＵさん自身の同意で行っているとのことであった。

　２回目の訪問でもＵさんはいたって好調であった。しかし３回目の訪問時から、「どうも調子が悪くて……食欲もなくなり、あまり食べられていません」と明らかに元気がない様子になった。内科も受診したが、やはり身体には問題がなさそうだという。何か変わったことがあったかと尋ねても、相変わらず具体的な答えはなかった。その後もＵさんの軽い不調は続いた。

　Ｕさんの不調が始まってから２ヵ月ほど経った訪問の際に、カレンダーを見ながら次の訪問について話をしていたところ、カレンダーに「引越」と書かれていることに気づいた。「引越とはどういうことですか？」と尋ねると、「○日（約２週間後）に施設に入るんです」という。Ｕさんからもケアマネジャーからも入所について聞いていなかったので、びっくりした。入所についての心配はないか、荷造りや運搬はどうするのかなどを尋ねたところ、「すぐあそこに見えるあの建物です。近くだから心配ありません。引越は義理の弟夫婦が手伝ってくれます」と、わざわざアパートの廊下に出て転居予定の施設を指差しながら教えてくれた。転居で無理をしないように言い、次回の訪問は施設に行くことを伝えた。

親族のかかわりによる症状の悪化

　Ｕさんが施設に入所してすぐに、ケアマネジャーから、Ｕさんがまったく食事をとらず、身の回りのこともできなくなったと連絡がきた。施設を訪問してみると、Ｕさんは人が変わったようにぐったりしており、表情は乏しく、起き上がるのも億劫そうな様子であった。相変わらず、Ｕさんが今回の入所について、また調子の悪さについてどのように考えているのかを聞くことはできなかった。部屋は狭く、シングルベッドと小さなチェストを入れるともういっぱいである。見回してみると、新しい仏壇があり、夫の写真が飾ってあった。「ご主人の写

真を飾られたんですね」と話しかけると，「まだあるのよ」と言い，
引き出しから何枚かの白黒写真を出して見せてくれた。少し嬉しそう
な様子で，笑顔もみられた。写真は，初めてテレビを買い，その前で
夫婦で記念写真を撮った，などというものであった。写真に写る夫は
明るく優しそうな雰囲気だった。

　さらに部屋のなかを観察すると，仏壇の横に義理の弟が書いたとみ
られるポスター大のメッセージが，大きな額に入れてかけられている
ことに気づいた。Uさんがベッドに寝ていても，起きて座っていても
見える位置である。「お姉さん，人生は100年ある時代です。こころ
を強くもってください。調子の悪さなど気の迷いです。これでは兄
（亡くなった夫）も悲しんでいます……」などの文字が，びっしりと書
かれている。心温まる応援というよりも，ずいぶん一方的で高圧的に
感じ，違和感を覚えた。「ご主人の弟さんが書いたんですか？」と尋
ねると，Uさんはそうだと答えた。

　今までのかかわりを振り返り，入所に伴うUさんの不調は，環境変
化に反応したものだろうかとも考えた。しかし，Uさんはこれまでも
ショートステイを繰り返してきており，入所を楽しみにしていた様子
でもあったことから，どうも環境変化への反応とは考えにくかった。
そこでUさんの状態やケアについて再検討するために，ケア会議を行
うことにした。

　2週間後，Uさんの施設に，ケアマネジャー，訪問看護師，ヘルパ
ー，施設スタッフが集まった。Uさんは独居生活，その後の施設での
生活に適応できず不調をきたしているようにも思われるが，それだけ
では説明がつきにくいこと，何が影響しているのかを診察で理解する
のは難しいので，関係者が知っていること，観察したことなどを突き
合わせて，ケアの方針を決めていきたいことを筆者から説明した。施
設スタッフ以外は，みな筆者たちよりも長くUさんにかかわっていた

ため，とくにこれまでの入院やショートステイ利用のこと，今回の引越について知っていることを教えてほしいと頼んだ。

　すると，過去の入院の際には，義理の弟がキーパーソンになるかどうかで揉め，結局遠くに住む別の親族がキーパーソンになったこと，義理の弟が「お姉さんは病気などではない」と強い口調で叱咤激励する姿を訪問看護師が見たことがあることがわかった。そして，義理の弟夫婦はある新興宗教の熱心な信者であること，どうやらUさんは義理の弟夫婦が引越や当面の生活を支援してくれた代わりにその宗教に入信せざるをえなかったようであること，その結果として，義理の妹夫婦がかかわりを強めているらしいこと，Uさんには経済的な心配もあり彼らと距離をとれないのではないかと考えられることもわかった。どうやらUさんの不調には義理の弟夫婦との関係が大きく影響しているようであった。しかし，彼らは自分たちのペースでUさんにかかわっており，支援者と会うことはほとんどなかったので，誰もどのような関係なのか具体的に知らなかった。各自がもっていた断片的な情報をつなぎ合わせて初めて，義理の弟夫婦との関係における問題が明らかになったのだ。

　これらを総合して，Uさんは対人関係の不得意さと経済的な心配から，義理の弟夫婦とうまく距離をとれない状況になっており，そのせいで不調が起こっていたのではないかという仮説を立てた。その仮説をもって経過を振り返ってみると，訪問診療開始以前の不安のエピソードも，何かしら義理の弟夫婦との関係によって引き起こされているように思われた。

　Uさんとも相談しつつ，義理の弟夫婦との距離をとるために，まずはUさんのデイサービスの回数を増やすこととした。Uさんの負担になっていそうなメッセージの入った大きな額については，施設から，安全上の理由で大きなものは壁にかけられないとして外してもらう作

戦とした。また，Uさんの支援はケアマネジャーが窓口となってコーディネートし，緊急連絡先などで義理の弟夫婦とかかわらなくてもよくなるようにした。さらに，経済的な問題が深刻化する場合には生活保護を申請できることをケアマネジャーからUさんに説明した。

　これらの働きかけによって，Uさんは義理の弟夫婦と少し距離をとって過ごせるようになり，徐々に活気を取り戻してきた。多少の介護は必要だが，以前のように大きく調子を崩すことなく生活している。

●訪問診療コーディネーターのポイント
・当初からケアマネジャーとは情報交換していたが，ケアマネジャーも義理の弟夫婦の宗教問題については把握していなかった。

▶症例のポイント

　精神科診療において，キーパーソンが誰なのかは当初から確認することが大切である。しかし，キーパーソンとの関係の理解が難しいケースや，隠れたキーパーソンがいるケースも多くある。訪問の際には，患者さんの身の回りに，患者さんの人間関係やその思い出につながるものがないかと観察してみることが重要である。

　Uさんの場合は，残念ながら親族がネガティブな影響をもたらしていたことが明らかになり，親族との距離を保つような介入を行った。

〈メモ〉陰のキーパーソン

　訪問時にもケア会議などでも姿を見ないのだが，患者さんに大きな影響を与えている，陰のキーパーソンともいえる人がいる場合がある。その人の言動によって患者さんが不安定になる。支援者に会って本人が何か決めても，その人の発言や意見によって決定が覆っていたりする。当初は，患者さんの不安定さによるものかなどと思うのだが，そ

の人に影響されているのである。知らないうちに，支援者と陰のキーパーソンが綱引きをしているような場合もある。陰のキーパーソンと共同で支援ができないか探ることもあるが，陰のキーパーソンと患者さんが距離を置くように工夫することもある。陰のキーパーソンは親戚などの場合もあれば，隣人・知人など一見かかわりが薄い人である場合もあり，注意が必要である。ある患者さんでは，ヘルパーをしている弟の交際相手が大きな影響力をもっていた。その女性の発言で，本人・家族の意向が180度変わるため，支援者は振り回され続けた。ケア会議に参加してもらうようにも働きかけたが，実際に弟の交際相手が支援者と対話することは一切なかった。

［症例22］支援を受け入れることを決心し，安定した高齢女性
—— 「年寄りがくよくよ考えても仕方ないと思うようになりました」

生活歴

Ｖさんは80代後半の女性である。若い頃は夫の町工場を手伝っていたが，早くに夫を亡くしてからは工場を廃業し，さまざまな仕事をすることでなんとか娘2人を育てた。働きぶりは近所でも有名だったという。2人の娘はともに結婚して家を出ており，現在は1人で暮らしている。次女は精神疾患で治療を受けている。

Ｖさんは30代に幻覚妄想状態で数ヵ月の入院を2度しており，統合失調症の診断で治療を継続していた。入院を要した時期以外には明らかな幻覚や妄想の症状はなかったが，気分の落ち込みやイライラが続き，猜疑的になることが周期的にあったらしい。高齢になったＶさんは自力での通院が困難になり，訪問診療に移行した。

訪問診療を開始する頃，Ｖさんは屋内の移動こそ手押し車で自立し

ているものの，1人で外出することはできず，家事全般は介護に通っ
てくる長女に依存していた。しかし，Vさんは長女の家事や介護の細
かいことにあれこれ難癖をつけ，長女と衝突することが度々あった。
さらに，Vさんははっきりとした原因もなくふさぎこんだり，イライ
ラしたり，被害的になって家族を責めたりし，それが1〜2ヵ月間続
くこともあるため，長女はなるべくVさんを怒らせないようにと常に
気を遣いながら世話をしていた。

　Vさんはとくに春先は不調になることが多かった。要介護認定を受
けていたが，介護サービスは一切使っていなかった。自宅にこもりき
りになってしまってはいけないと，ケアマネジャーがデイサービスを
勧めたことがあったが，見学に行った途端，「あんなにボケた人たち
に囲まれていたら，こちらまでボケてしまいそうです。みんなで同じ
ようにやらないといけないのも気が乗らない」と言い，通わなかった。
このときのVさんの態度が強固だったため，「Vさんは何を勧めても
拒否するような人なんですよ」と，ケアマネジャーは及び腰になって
しまっていた。

訪問診療の開始

　当初，Vさん親子は訪問診療に対しても回数はなるべく少なくした
いとのことで，月1回のペースで訪問を始めた。Vさんは頭はしっか
りしているのにからだが思うように動かせないために，時間を持て余
し気味だった。また，長女の世話にならざるをえないことが気分の落
ち込みやイライラ，長女との衝突につながっているのではと思われた。

　Vさん宅は閉鎖的な環境であった。「どんなに仲がよくても，ずっ
と一緒にいると喧嘩が増えたりすることもあります。他の人に来ても
らって，身体のチェックを受けたり，リハビリをしたりすることがよ
い気分転換になる人がたくさんいますが，Vさんも試してみません

か？」と勧めてみたものの，Ｖさんはなかなか関心を示さなかった。押しつけがましくならないように気をつけながら時折提案することを続け，ようやく同意を得て訪問看護を始めても，数回で「やっぱり来てもらわなくて大丈夫です」と続かなかった。一方でＶさんは，訪問するとしきりにちょっとした贈り物をこちらに渡そうとし，Ｖさんの面子をつぶさないようそれを断るのに苦心するようなところもあった。

　訪問診療を開始して２年ほど経った頃，別居している次女の精神疾患が，ある問題をきっかけとして急激に悪化した。Ｖさんは心配のあまり感情のコントロールができなくなってしまった。イライラして長女に当たり散らしたり，「あの子（次女）が病気になったのは私の育て方が悪かったからだ」といった心配や不安を涙ながらに何時間も話し続けたりするようになった。感情的になって親戚に何回も電話をかけ，問題をさらにややこしくしてしまうこともあった。

　診察の際，Ｖさんは「心配で心配で，もうどうしたらいいのか。あの子（次女）と一緒に自分も死んでしまいたい……この子（長女）とも喧嘩してばかりです」と話し，実際に家で包丁を持ち出したこともあった。「死んでしまいたいほどというのは，とても心配です。もしよかったら，もう少し頻繁に様子を見にこさせてください。気持ちが落ち着くように少しお薬も調整しましょう」と提案したところ，よほど参っていたのか，その提案を受け入れた。薬の調整の後，Ｖさんは少し落ち着きを取り戻した。「先生にお薬を調整してもらって本当に楽になりました。ありがとうございます」と，筆者たちに対して柔らかい態度を見せるようになった。

支援の受け入れと症状の安定

　ここで改めて，デイサービスへの通所を軽く勧めてみたところ，「ちょうど，昼間出かけられるようなところがあればいいなあと思っ

ていたんです」と話したため，さっそくケアマネジャーに連絡をとり，デイサービスの見学の調整を依頼した。Vさんの特徴を踏まえて，比較的自立度が高い人が多く，グループでやることが決まっているというよりはマイペースに過ごすことができるデイサービスをいくつか選んでもらった。Vさんは2つほど見学し，気に入ったほうにすぐ通所を始めた。

　訪問診療の際，「デイサービスはどうですか」と尋ねると，「行くと，じゃあVさんはこれね，と言われて，脳トレをするんです。けっこう難しい。でもいつも褒められます。それから，からだのリハビリをしたり。時間があっという間なんですよ。とても楽しいです」と，予想以上にデイサービスを気に入った様子であった。うまくVさんに合った場所が選べたようだった。Vさんには，「頑張って通われていますね，デイサービスで気分転換ができているのがいいですね。これからも続けましょう」と伝え励ました。

　一方で，Vさんが不安定になったきっかけである次女の病状は依然として不安定とのことであった。「Vさんが調子よく過ごすのが何より大事ですよ。心配だとは思うけれど，うまく気持ちを切り替えるようにしましょう。どっしりとかまえていてください」と繰り返し話し，自宅ではどのように心配や不安に対処すればよいかを相談した。Vさんは自宅で新聞の社説の書き取りをするようになった。徐々に不安に振り回されることが減り，「心配だけど，こんな年寄りがくよくよ考えても仕方ないと思うようになりました。デイサービスに行くと，いい気分転換になるんですよ。みなさんが本当によくしてくれます」と話した。同時に，Vさんと長女の関係も徐々に変化してきた。Vさんは次女のサポートをしている長女にいたわりと感謝の姿勢を見せるようになり，長女の家事や介護にあれこれ口を出さなくなった。逆に長女はVさんに気を遣いすぎるところが減り，率直に「お母さん，考え

すぎよ。今日はもう考えるのはやめにしましょう」と言ったりすることができるようになった。

　その後もVさんはデイサービスへの通所と月2回の訪問診療を継続し，落ち着いて過ごしている。訪問診療以前にみられていたような周期的な気分の落ち込みやイライラは非常に軽くなり，本当に少しずつではあるが，薬の減量もできている。長年拒否していた補聴器も，ついに作ることができた。本人，長女とも「長年不調に苦しんできましたが，今は本当に落ち着いています」と言うほど，安定して過ごしている。

　　●訪問診療コーディネーターのポイント
　　・ケアマネジャーが利用者とのかかわりに対して及び腰になり，「何を勧めても拒否する人，使えるサービスはない」という考えにとらわれていた。
　　・ケアマネジャーの見方を否定せず，本人の状況や，どのようなサービスなら利用できそうかについて説明することで，ケアマネジャーに前向きにかかわってもらうことができるようになった。

▶症例のポイント

　Vさんは，精神疾患を抱えながらも家庭を切り盛りし，子どもを育て世話してきた。十分にできていたかどうかは別として，Vさんはしっかり者の「世話をする」側の人であり，子どもたちはその対象であった。しっかりしていて働き者であることはVさんのプライドだったのだろう。そのような関係が，身体的な衰えとともに逆転し，長女や介護サービスの世話にならざるをえなくなったのだが，受け入れられず，介護サービスの拒否，長女の仕事や介護への難癖，関係悪化の一因となったのではないかと考えた。それがしばらくの膠着状態をもた

らしたが，次女の症状悪化などで精神的にも追い詰められたタイミングで支援を手厚くしたことを契機に，介護サービスや長女の支援などをうまく受け入れることができるようになった。世話を受け入れられる人になったのである。このことで，Ｖさんの調子は安定し，娘との関係も改善した。

〈メモ〉立場の逆転

それまで「世話をする」立場にいた人が，「世話をされる」立場になることは心理的にとてもつらいことであり，なかなか受け入れられないものである。しっかり者で頑張って子育てや仕事をしてきた人ほど，この立場の逆転は受け入れにくい。だからこそ，患者さんに敬意を払う姿勢が大事である。訪問していると，昔の思い出話をされることも多い。次の訪問に遅れないかが気になるのだが，時間が許す限り思い出話をお聞きするようにしている。Ｖさんは「私は物心ついてからずっと戦争で，女学校も途中から勤労奉仕でした。戦争の後も必死で働いてきました。だから遊ぶってことがなかったんです。なのでね，デイサービスはとっても楽しいんですよ。こんな過ごし方があったのかとこの歳になって知りました」と話してくれた。思い出話を通して元気であった頃の姿を想像しつつ，敬意をもってかかわることが，高齢者の支援には有用であると思う。

〈エピソード〉あんたは幸せ

ある中年女性は経過の長い，症状の重たい統合失調症を患っている。高齢の母親とふたり暮らしで，日常生活全般をヘルパーと訪問看護に依存している。ヘルパーがいなければシャワーを浴びることもできない。同居している母親は，いわゆる"支援への理解が悪い母親"で，

「この子は何にもできなくなった。認知症になった。ならヘルパーは全部やってあげればいいのに，なぜこの子に自分でやらせるの？」としょっちゅう支援者と揉めるのである。そんな母親であるが，患者さんは頼りにしており，「お母さんが死んだら私はどうなるの？」というのが目下の悩みであった。

　ある日の訪問で，抗精神病薬のデポ剤を注射しようとしたところ，患者さんが「注射はもう嫌だ。つらい。生きていてもいいことなんか何にもない。なんで生まれてきたの？」という。患者さんのつらさももっともに思われて，「今後のことは一緒に考えていくので，なんとか頑張ってやっていきましょう」と伝えるのが精一杯だった。そのとき，筆者の背後で母親が，「私が若い頃だって大変だったよ。あんたはみんながこんなに考えてくれて，幸せじゃない」とつぶやいた。しょっちゅう支援者と揉め，支援への理解が悪いように見える母親がこのようなことを考えていたことに驚かされた。

おわりに

　私は精神科医としての研修のなかで，重い精神疾患を抱える人ができるだけ自分らしい生活を送っていくにはどうすればよいのか，という視点から，地域医療に興味をもつようになりました。

　その頃，イギリス，イタリア，ベルギー，台湾など，海外での地域医療の取り組みに触れる機会がありました。患者さん宅への訪問や，病状やニーズの変化に応じたフレキシブルな多職種支援の場，地域の活動拠点などで研修や見学をさせていただきました。その経験を通じて，日本では医療者が患者さんの暮らしの場を訪問する機会が乏しいように感じていたのです（一方で，一人ひとりの支援者のきめ細かさや評価の適切さは日本の特徴だと感じました）。そして，後期研修が終わる頃には，指導医，精神保健福祉士などの協力を得て，入院治療を担当した患者さんの退院前自宅訪問を行うようになりました。その数はたかだか数件だったようにも思いますが，入院中は頼りなく見えていた患者さんが自宅ではしっかりとした表情になったり，訪問しなければわからなかった大きな問題に気づかされたりと，今も強く印象に残っています。

　そういった小さなステップを経て，2013年から錦糸町クボタクリニックで訪問診療を始めました。当時は，精神科訪問診療はまだあまり盛んでなく，私自身も，安定した患者さんへの訪問から開始しました。そして少しずつ，背景が複雑でかかわりが難しい患者さんに，さ

まざまな支援者と協力しながらかかわるようになっていきました。一人ひとりの患者さんの支援で試行錯誤をしていくなかで，徐々に，患者さんがどのように暮らしているのかを理解し，本人の本質的な望みを大切にするという姿勢ができてきたように思います。在宅支援が実を結び，入院していた患者さんが自宅に戻った後もなんとか生活を続けることができたとき，長年未治療だった患者さんがふと治療を受け入れ安定したとき，自宅で生活する患者さんの自然な笑顔が見られたときなどは，大きなやりがいと喜びを感じました。本書では，個人情報に配慮し改変を加えていますが，さまざまな症例における支援の試行錯誤を率直に紹介しました。地域の支援者のみなさまの参考になれば，とても嬉しく思います。

　この場を借りて，精神科研修を指導してくださった諏訪浩先生（東京共済病院），各国で地域医療の取り組みをご紹介くださったGraham Thornicroft教授，Michele Tansella教授，Guido Pieters教授に感謝申し上げます。
　そして，訪問診療に携わる貴重な機会をいただいた錦糸町クボタクリニック院長・窪田彰先生に御礼を申し上げます。窪田先生の長年にわたる地域医療の取り組みとともに，地域資源が発展し，本書で紹介したような患者さんがなんとか地域で生活できていると感じています。また，日々の訪問診療では複数の支援者との連携，適切な制度・サービス利用が不可欠です。当院の訪問診療においてこれらを担い，私と共に支援の試行錯誤をしてくれている錦糸町クボタクリニックの精神保健福祉士・溝次さおりさん，多くの患者さんを共に支援してきた錦糸町訪問看護ステーションの看護師・森栄次さんに深く感謝いたします。お2人には本書の執筆にあたって貴重なご意見を頂戴しました。
　また，本書の執筆にあたり，多大なるご支援をいただいた日本評論

社の木谷陽平さんに御礼を申し上げます。

　最後に，これまで9年間の訪問診療を通じて担当させていただいた患者さん，ご家族，そして地域の支援者のみなさまに，こころより感謝申し上げます。

2022年6月　青木　藍

引用文献

笠井清登「『価値ということに自覚的になる支援（values-informed care）』の視点から」『精神科治療学』36巻，375-380頁，2021年

窪田彰『精神科デイケアの始め方・進め方』金剛出版，2004年

窪田彰編著『多機能型精神科診療所による地域づくり―チームアプローチによる包括的ケアシステム』金剛出版，2016年

高木俊介「アウトリーチが広がれば精神医療はよくなるのか？」『精神科治療学』36巻，387-391頁，2021年

髙橋脩（青木藍・聞き手）『発達障害児と家族への支援』日本評論社，2022年

中井久夫『こんなとき私はどうしてきたか』医学書院，2007年

永田俊彦，水嶋節雄「東京下町の慢性分裂病者について―地域住民の分裂病者に対する許容性とその社会的背景」『精神医学』20巻，511-518頁，1978年

浜田晋『街かどの精神医療―続・病める心の臨床』医学書院，1983年

浜田晋『町の精神科医―精神科診療所開業のすすめ』星和書店，1991年

福田正人編著『精神家の専門家をめざす 改訂新版』星和書店，2012年

村瀬嘉代子『心理療法家の気づきと想像―生活を視野に入れた心理臨床』金剛出版，2015年

●著者────

青木　藍（あおき・あい）

2009年東京大学医学部卒業。2011～2014年東京都保健医療公社荏原病院精神科にて後期研修。現在は国立成育医療研究センターで研究に従事する傍ら，錦糸町クボタクリニックで精神科地域医療に従事。
英国キングスカレッジロンドン精神医学研究所，フランスサルペトリエール病院ほか，複数の国で精神医療に関する研修を受ける。2019年ロンドン大学衛生熱帯医学大学院公衆衛生修士課程修了。2020年モンゴル国の子どもの精神保健に関する研究により東京大学で博士号を取得。精神保健指定医，精神科専門医。

暮_くらしを診_みる　こころの訪問診療_{ほうもんしんりょう}

2022年8月15日　第1版第1刷発行

著　者────青木　藍
発行所────株式会社 日本評論社
　　　　　　〒170-8474　東京都豊島区南大塚3-12-4
　　　　　　電話 03-3987-8621（販売）-8598（編集）　振替 00100-3-16
印刷所────港北メディアサービス株式会社
製本所────牧製本印刷株式会社
装　幀────図工ファイブ

検印省略　© 2022 Aoki, A.
ISBN978-4-535-98516-2　Printed in Japan

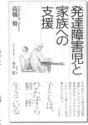
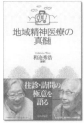
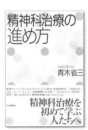